Tao Kalligrafie

om je rug te helen

en te verjongen

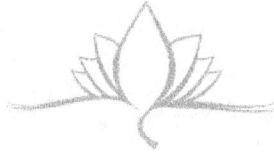

Tao Kalligrafie om je rug te helen en te verjongen

Dr. & Master Zhi Gang Sha
#1 *NEW YORK TIMES* BESTSELLER AUTEUR

Lovende woorden voor Dr. en Master Sha

"Het universum bestaat niet uit materie; het bestaat uit informatie. Informatie die is afgestemd op de structuur van het universum is helend. De Dao Kalligrafie van Master Sha is duidelijk afgestemd op de structuur van het universum—het is helend. Dr. en Master Sha is een ware boodschapper van Dao."
—Dr. Ervin Laszlo
Oprichter van de Club van Boedapest en
het Laszlo Institute of New Paradigm Research

"Wij, het menselijk ras, hebben meer Zhi Gang Sha nodig."
—Dr. Maya Angelou
auteur van *Ik weet waarom gekooide vogels zingen*

"Praktische, nuttige informatie en technieken om de natuurlijke en helende vermogens van het lichaam aan het werk te zetten—een prachtige bijdrage."
—Dr. Wayne Dyer
auteur van *Vervul je wensen door de kracht van fantasie*

"Dr. Sha is een belangrijk leraar en een geweldige healer met een waardevolle boodschap over de kracht van de ziel om al het leven te beïnvloeden en te transformeren."
—Dr. Masaru Emoto
auteur van *De boodschap van water*

"Dr. Sha biedt een duidelijke, praktische weg naar de geheimen van zelfheling."
—Marianne Williamson
auteur van *Terugkeer naar liefde: Reflecties over de principes van Een Cursus in Wonderen*

"Dr. Sha's technieken maken de helende kracht wakker die al in ons allen aanwezig is, waardoor we in staat zijn ons algehele welzijn in eigen hand te nemen. Zijn uitleg over energie en boodschap en hoe zij bewustzijn, geest, lichaam en ziel met elkaar verbinden, vormt een dynamisch informatienetwerk in taal die gemakkelijk te begrijpen is en, nog belangrijker, toe te passen is."
—Michael Bernard Beckwith
Oprichter van het Agape International Spiritual Center

"Dr. Sha stelt geheime technieken en inzichten beschikbaar die in het verleden slechts voor een selecte groep beschikbaar waren. Hij deelt in eenvoudige bewoordingen de inzichten en middelen die hem meer dan dertig jaar van hard werken en discipline hebben gekost om ze te verwerven. Hij geeft je toegang tot informatie die anders onbereikbaar zou zijn."
—Dr. John Gray
auteur van *Mannen komen van Mars, Vrowen komen van Venus*

"Master Sha is de belangrijkste healer en leraar beschikbaar in Noord Amerika vandaag de dag. Master healers zijn zeldzaam. Hier is een van de levende masters van soul healing en de effecten ervan op geest en lichaam."
—Dr. C. Norman Shealy
auteur van *Life Beyond 100*

"Master Sha's onvoorwaardelijke liefde voor de mensheid opent je hart en raakt je ziel. Hij is een van de meest buitengewone en krachtige mensen die ik ooit heb ontmoet."
—Barbara DeAngelis
auteur van *Soul Shifts: Transformative Wisdom for Creating a Life of Authentic Awakening, Emotional Freedom and Practical Spirituality*

"Master Sha wordt geleid en gezegend door de Divine om de wereld en alles wat zich daarin bevindt te helen. Van de kleinste situatie tot de grootste, hij heeft de betrouwbare gave van de kracht om dingen te herstellen."
—Roberta Flack
Grammy Award-winnend muzikant

Copyright © 2022 door Heaven's Library Publication Corp.

Uitgegeven door Heaven's Library Publication Corp.
en Waterside Productions

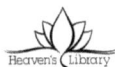

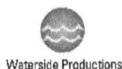

Heaven's Library Publication Corp.
30 Wertheim Court, Unit 27D
Richmond Hill, ON L4B 1B9 Canada

www.heavenslibrary.com
heavenslibrary@drsha.com

Waterside Productions
2055 Oxford Ave.
Cardiff, CA 92007
www.waterside.com

Vertaald door Renée Henkemans

ISBN: 978-1-957807-14-0 afdrukken op aanvraag
ISBN: 978-1-957807-15-7 e-boek

Ontwerp: Lynda Chaplin
Illustraties en omslag: Henderson Ong
Animaties: Hardeep Kharbanda, Yanan Wu

Inhoud

Lijst van afbeeldingen

Het belang van oefening

D IT EERSTE BOEK in mijn Tao Kalligrafie boekenserie bevat wijsheid van de ziel, kennis en oefeningen
voor het helen en transformeren van je gezondheid, relaties, financiën en meer, met in hoofdstuk tien een focus op
pijn in de rug.

Het belangrijkste oefeninstrument is Tao Kalligrafie. Tao
Kalligrafie is Tao Bron Eenheidsschrift. Het is kunst voorbij
de kunst die je gezondheid, relaties, financiën, spirituele
reis en elk aspect van je leven kan helen en transformeren.

Met behulp van twee Tao kalligrafieën die in dit boek zijn
opgenomen, leer ik je hoe je kunt oefenen in het Tao Kalligrafieveld om niet alleen rugklachten te transformeren,
maar elk aspect van het leven. De oefeningen zijn eenvoudig maar diepgaand. Oefening is essentieel voor heling en
transformatie van elk aspect van het leven. Oefening is
van vitaal belang voor je om de grootst mogelijke voordelen te ontvangen die ik jou en iedere lezer toewens.

Oefen. Oefen. Oefen.
Herstel. Herstel. Herstel.
Transformeer. Transformeer. Transformeer.

Toegang tot de oefenvideo's

Gebruik de URL hieronder of scan de QR-code met je smartphone of een ander geschikt apparaat om toegang te krijgen tot de video's. Een speciale app is niet nodig.

https://tchryb.heavenslibrary.com

Hoe scan je een QR-code met je Android apparaat

1. Start de camera op je apparaat.
2. Richt hem op de QR-code.
3. Volg de instructies die op je scherm verschijnen.

Hoe scan je een QR-code met je iOS-apparaat

1. Start de camera op je apparaat.
2. Houd je toestel zo dat de QR-code in de zoeker van de camera verschijnt. Je toestel herkent de QR-code en geeft een melding weer.
3. Tik op de melding om de link te openen die bij de QR-code hoort.

Voorwoord

MIJN VROUW GAYLE en ik werken al tien jaar lang nauw samen met Dr. en Master Sha. Ik ben persoonlijk betrokken geweest bij de uitgave van verschillende van zijn belangrijkste boeken, te beginnen in 2013 met *Soul Healing Miracles*, dat een Amazon nummer één bestseller was. Tot op heden heeft Master Sha elf *New York Times* bestsellers op zijn naam, waarvan er vier nummer één zijn geworden.

In 2014 schreef ik *Miracle Soul Healer: Exploring a Mystery*, een biografie van Master Sha waarin ik zijn healingsoefeningen onderzocht en honderden "medische wonderen" kon bevestigen. Dr. Peter Hudoba, voormalig neurowetenschapper, heeft wereldwijd negentien klinische studies geleid van meer dan zeshonderd proefpersonen die de methoden en oefeningen van Dr. en Master Sha hebben toegepast. Alle onderzoeksresultaten in de relevante studies toonden aanzienlijke verbeteringen in welzijn.

Ik ben afgestudeerd in medische antropologie aan Harvard University. Een van mijn eerste wetenschappelijke studies werd gepubliceerd in het tijdschrift *Yale Scientific* toen ik nog student was aan Yale. Ik kan bevestigen dat de healings die worden toegeschreven aan Master Sha en zijn getrainde healers, elke statistische correlatie die zou kunnen worden toegeschreven aan het placebo-effect ver overstijgen. Hoewel het exacte mechanisme voor Master

Sha's verbazingwekkende resultaten de huidige wetenschappelijke verklaring kan tarten, kunnen nieuwe bevindingen in de kwantumfysica en andere gebieden die het
nieuwe paradigma van "post materialistische wetenschap" creëren, inzichten bieden in het begrijpen van wat
tot nu toe een wetenschappelijk mysterie en anomalie is
gebleven.

Master Sha stelt dat het mysterie van zijn helende vermogens begrepen kan worden door een analyse van Tao.
Dit boek gaat diep in op de aard van Tao. Tao is de Bron.
Elk element van het leven is vervat in Tao. In dit prachtige
boek zul je te weten komen hoe dit werkt.

Toen Master Sha voor het eerst contact met mij opnam om
zijn literair agent te worden, deed hij dat vanwege mijn
succes met bekende spirituele auteurs en visionairs zoals
Eckhart Tolle, Neale Donald Walsch, Barbara Marx Hub-
bard, Barbara DeAngelis, Deepak Chopra en vele anderen. Toen we voor het eerst met elkaar spraken, was
Master Sha het meest onder de indruk van het succes dat
mijn bedrijf, Waterside Productions, Inc, had na het cre-
eren van de For Dummies boekenreeks die nu uitgegeven
wordt door John Wiley. Als zijn uitgever al tien jaar lang,
is mijn doel een boekenserie voor Master Sha te creëren
die net zo populair en eenvoudig is als de For Dummies-
serie of de Chicken Soup for the Soul boekenserie, gemaakt door mijn vrienden Jack Canfield en Mark Victor
Hansen. Van beide series zijn meer dan vijfhonderd mil-
joen exemplaren verkocht. Gayle en ik geloven allebei dat
Master Sha's Tao Kalligrafie boekenreeks dit niveau van

populariteit kan bereiken. Hoewel deze en toekomstige titels in de Tao Kalligrafie-serie een grotere inzet van de lezers vergen om de daarin beschreven principes volledig te begrijpen dan een van de twee eerder genoemde fenomenale boekenreeksen, zijn ze op een ander niveau nog toegankelijker en zouden ze nog populairder moeten worden.

Gayle en ik geloven dit om verschillende redenen. Ten eerste kunnen lezers, verbazingwekkend genoeg, baat hebben bij deze boeken zonder ze zelfs maar te lezen. Elk boek bevat een of meer Tao kalligrafieën, unieke kunstwerken die een kwantum trillingsveld van de Bron bevatten, ontworpen om specifieke kwalen te transformeren of specifieke levenssituaties te verbeteren. Dit eerste deel van de boekenreeks behandelt het zelf helen van de rug. Als je pijn in je rug hebt, houd dan de Tao kalligrafie afbeelding op de achteromslag tegen je rug! Je zou verlichting kunnen krijgen en voor sommigen zelfs herstel. Je kunt wel of niet geloven dat dit mogelijk is, maar probeer het. Niet iedereen zal onmiddellijk een positieve reactie hebben, maar velen wel. Master Sha belooft nooit enig resultaat van welke aard dan ook met zijn helende technieken en hij moedigt iedereen altijd aan om gezondheidsdeskundigen te raadplegen en door te gaan met traditionele medische behandelingen. Dit boek is geen vervanging voor medische behandeling. Het is echter een aanvullende benadering die honderdduizenden heeft geholpen zonder negatieve bijwerkingen. Vijf jaar geleden werd bij Gayle's dochter borstkanker in het vierde stadium geconstateerd en kreeg zij een helende kalligrafie cadeau van Master Sha. Het medische team was verbaasd toen ze een paar maanden later al geen tekenen van kanker meer vertoonde. Haar primaire behandeling bestond uit het volgen van de kalligrafie en het luisteren naar Master Sha's Tao Song audio-opname. Zowel Gayle als ik waren vol ongeloof, maar uiterst dankbaar. Haar dochter is tot op de dag van vandaag nog steeds kankervrij.

Zoals Master Sha citeert uit oude Chinese wijsheid: "Als je wilt weten of een peer zoet is, proef hem dan." Gayle en ik moedigen je sterk aan om dit boek te proeven. Als je meteen een positieve ervaring hebt of pas na verloop van tijd, als je doorgaat met de oefeningen en het bestuderen van de wijsheid, zouden we het heel fijn vinden om van je te horen. Stuur je commentaar per e-mail naar TaoCalligraphyField@DrSha.com.

Voor degenen onder jullie die echt de essentie van Tao healing willen begrijpen en waarom Tao kalligrafie zo'n effectieve healingmodaliteit is geworden, is dit het best denkbare boek voor je om te lezen. Gayle stelt voor dat je de eerste keer dat je dit boek leest, de Chinese karakters overslaat en je concentreert op de praktische oefeningen en samenvattende conclusies die in elk hoofdstuk worden gegeven. Voor degenen die dieper willen gaan, lees het boek een tweede keer en focus op de Chinese karakters en hoe ze zijn vertaald. Degenen die deze tweede lezing doen, zullen zeer beloond worden. Chinese kalligrafie is een traditie die duizenden jaren teruggaat. De Chinese systemen van Tao en van genezing met energie dateren van nog vroegere millennia. De wijsheid die Dr. en Master

Sha heeft vergaard vanuit zijn studies en oefeningen gedurende de laatste zes decennia is uniek. Geen enkele andere leraar of visionair op de planeet Aarde heeft op dit moment zo'n duidelijke uitleg ontwikkeld over waarom je jezelf kunt helen als je toegang leert krijgen tot Tao, de ultieme bron van alle creatie. Geen andere leraar geeft je zulke eenvoudige en praktische maar krachtige gereedschappen en technieken voor zelfheling en zelftransformatie.

Master Sha's missie is om ieder van ons te leren dat we onszelf kunnen helen, dat we anderen kunnen helen, en dat we samen onze kostbare planeet Aarde kunnen helen. Gebruik dit boek en deel het met je familie- en vriendenkring. Als je dat doet, draag je bij aan je eigen welzijn en dat van onze wereldgemeenschap.

Met de beste wensen voor jou om vreugde en verwezenlijking te ervaren in elk aspect van het leven.

William Gladstone met Gayle Gladstone, uitgevers van Waterside boeken, audios, NFT's en online cursussen

Inleiding

HET DOEL VAN HET LEVEN is dienen. Ik heb mijn leven aan dit doel gewijd. Dienen is anderen gelukkiger en gezonder maken. Dienen is anderen bekrachtigen en verlichten.

Miljoenen mensen hebben gezondheidsproblemen. Een mens heeft vier lichamen: een fysiek, emotioneel, mentaal en spiritueel lichaam. Mensen hebben talloze gezondheidsproblemen in alle vier de lichamen.

Miljoenen mensen hebben relatieproblemen met partners, kinderen, ouders, vrienden, collega's, gemeenschappen, bedrijven, steden, landen, geloofssystemen en nog veel meer.

Miljoenen mensen hebben financiële of zakelijke uitdagingen die te maken kunnen hebben met werkloosheid, schulden, kinderopvang, woon-werkverkeer, relaties tussen werknemers, bedrijfsstructuur en bedrijfsplannen, financiele controles, marketing, concurrenten, klanten, leveranciers, efficiëntie, doeltreffendheid en nog veel meer.

Over de hele wereld staan miljoenen mensen voor grote uitdagingen in elk aspect van het leven—het milieu, Covid19, de economie, de politiek, angst, depressie, angstige spanning en nog veel meer.

Miljoenen mensen studeren en zijn op zoek naar transformatie in de zin van oplossingen voor allerlei actuele uitdagingen en omstandigheden.

Waarom lijden Moeder Aarde en de mensheid nu?

Is er een manier om al deze uitdagingen te transformeren?

Zo ja, wat is dan die manier en hoe kunnen we die inzetten om de uitdagingen te transformeren?

Dit boek zal antwoord geven op deze vragen en meer. Het belangrijkste is dat dit boek praktische technieken biedt om de uitdagingen te transformeren.

In de oude Chinese wijsheid is er bekend onderricht dat zegt: da Dao zhi jian 大道至简. Dit betekent dat *de grootste Tao uiterst eenvoudig is.*

Tao is de Ultieme Schepper en Bron. Tao bevat Bronliefde en -licht. Tao bevat Bronfrequentie en -vibratie. Tao bevat de meest positieve informatie, energie en materie van de Bron, die alle negatieve informatie, energie en materie in elk aspect van het leven kan transformeren. Tao heeft oneindige vermogens. Tao bevat de hoogste kracht van *ziel boven materie*, dat is zielenkracht. Ziel boven materie betekent dat *de ziel dingen kan laten gebeuren.* Ziel kan elk aspect van het leven transformeren, inclusief gezondheid, relaties, financiën en de spirituele reis.

Een ander belangrijk oud Chinees gezegde is shu yi zai Dao 书以载道. Dit betekent dat kalligrafie wordt gebruikt als instrument om Tao te bevatten.

Dit boek, *Tao Kalligrafie om je rug te helen en te verjongen,* zal shu yi zai Dao toepassen door middel van Tao Kalligrafie Transformatieve Kunst. Deze unieke vorm van Chinese kalligrafie bevat een Tao Bronveld, dat is Tao Bron frequentie en vibratie om de mensheid en Moeder Aarde te dienen.

Ik zal ook de universele wet introduceren die de wet van creatie, heling, transformatie en verlichting is voor elk aspect van het leven. Deze wet van creatie is het informatiesysteem van ziel boven materie dat alles en iedereen bestuurt.

Ik zal de tien grootste kwaliteiten delen die de Tao Kalligrafie Transformatieve Kunst in zich draagt om al het leven te transformeren en te verlichten.

Mijn wens is dat dit boek je zal dienen om uitdagingen in je leven te transformeren.

Mijn wens is dat dit boek je zal dienen om uitdagingen in je gezin te transformeren.

Mijn wens is dat dit boek de mensheid zal dienen om uitdagingen in de maatschappij te transformeren.

Mijn wens is dat dit boek talloze zielen zal dienen om uitdagingen voor steden, landen en Moeder Aarde te transformeren.

Ik hou van mijn hart en ziel
Ik hou van de hele mensheid
Breng harten en zielen samen
Liefde, vrede en harmonie
Liefde, vrede en harmonie

1

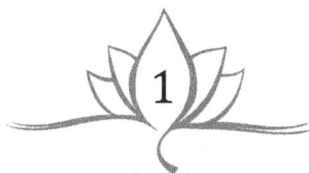

Universele Wet van Shen Qi Jing: een informatiesysteem van ziel boven materie

E R LIGT GROTE oude wijsheid opgeslagen in drie woorden: jing qi shen. De *Innerlijke Canon van de Gele Keizer* 黃帝內經, het oudste gezaghebbende boek van de traditionele Chinese geneeskunde, legt uit dat jing *materie* is, qi *energie* is en shen *ziel* of *spirit* is, die wordt uitgedrukt via energie en materie.

Alles en iedereen bestaat uit shen qi jing.[1] Een mens, een dier, een huis, een oceaan, een berg, Moeder Aarde en ontelbare planeten, sterren, melkwegstelsels en universa bestaan allemaal uit shen qi jing.

In het algemeen kunnen we materie zien en energie voelen, maar we kunnen de ziel niet zien. Als we bijvoorbeeld

---

[1] Ik draai de traditionele volgorde van jing qi shen om naar shen qi jing omdat, zoals ik zal uitleggen, de ziel de baas is.

aan de kust van een oceaan staan, kunnen we de energie van de oceaan voelen. Als we op een berg staan, kunnen we de energie van de berg voelen. In de zon kunnen we de energie van de zon voelen. De meeste mensen kunnen echter de ziel van een oceaan, een berg of de zon niet zien, omdat de ziel een lichtwezen is. Het licht van een ziel valt buiten het spectrum van het zichtbare licht. Zelfs is het mogelijk dat een hoogontwikkeld spiritueel wezen met open spirituele kanalen niet in staat is om zielen te zien.

Dr. Rulin Xiu, kwantumfysicus en snaartheoreticus, is samen met mij de grondlegger van Tao Wetenschap[2] . Tao Wetenschap vertelt dat shen qi jing een universele wet is, net zoals de Wet van Yin Yang en de Wet van de Vijf Elementen universele wetten zijn. Dit betekent dat zij van toepassing zijn op en een beschrijving geven van alles en iedereen op ontelbare planeten, sterren, melkwegstelsels en universa.

De Universele Wet van Shen Qi Jing is de eerste fundamentele wet van Tao Wetenschap. Deze wet stelt:

**Alles en iedereen bestaat
uit shen, qi en jing.**

Shen omvat ziel, hart en geest. Dit hart is meer dan het fysieke hart. Dit hart is de kern van het leven.

---

[2] Zie Zhi Gang Sha en Rulin Xiu, *Tao Wetenschap: De wetenschap, wijsheid en beoefening van Creatie en Grote Eenwording* (Cardiff, California/Richmond Hill, Ontario: Waterside Productions/ Heaven's Library Publication Corp., 2021).

Qi is energie.

Jing is materie.

Omdat energie en materie het lichaam vormen, kunnen we de Wet van Shen Qi Jing als volgt herformuleren:

**Alles en iedereen heeft een
ziel, hart, geest en lichaam.**

Einsteins beroemde vergelijking $E = mc^2$ verklaart de relatie tussen de energie (E) en massa (m) van een lichaam van materie. De Tao Wetenschap verklaart de relatie tussen ziel, energie en materie via de vergelijking:

$$S + E + M = 1$$

In deze vergelijking staat "S" voor shen, waartoe ziel, hart en geest behoren.

"E" staat voor qi of energie.

"M" staat voor jing of materie.

"1" staat voor het Tao Bron Eenheidsveld.

Dr. Rulin Xiu en ik zijn van mening dat het Tao Bron Eenheidsveld het grote eenheidsveld is waar natuurkundigen al tientallen jaren naar op zoek zijn om een grote eenheidstheorie te ontwikkelen die alle bekende velden en krachten in ruimte en tijd omvat. Ik zal het Tao Bron Eenheidsveld in volgende hoofdstukken verder uitleggen.

De vergelijking S + E + M = 1 drukt uit dat iemands ziel, hart en geest, plus energie en materie, zich in een Eenheidsveld bevinden. Als dit Eenheidsveld wordt verbroken, dan kunnen allerlei uitdagingen in het leven verschijnen, of het nu gaat om gezondheid, relaties, financiën, de spirituele reis, of welk ander aspect dan ook.

Om elk aspect van het leven te helen, te transformeren en te verlichten moet men zijn ziel, hart, geest, energie en materie op één lijn brengen. Dit is een universele wet en de ultieme waarheid voor al het leven.

De Wet van Shen Qi Jing is een wet van creatie

In dit boek wordt zeer grote wijsheid en worden belangrijke concepten en oefeningen benadrukt en herhaald. Het doel is je te helpen het belang ervan in te zien en ze in je hart en ziel in te prenten.

Shen omvat ziel, hart en geest. Ziel is informatie of boodschap. De Wet van Shen Qi Jing beschrijft een informatiesysteem van ziel boven materie. Dit informatiesysteem beschrijft het scheppingsproces, dat vijf stappen kent.

De vijf stappen van creatie

De vijf stappen van creatie zijn:

Stap 1. De ziel is informatie en heeft scheppende kracht.

Het concept en de studie van informatie staan centraal in de kwantumfysica en Tao wetenschap. Eenvoudig gezegd, als we alles en iedereen als een computernetwerk beschouwen, is informatie als de data-input die de output bepaalt, met inbegrip van de kenmerken, het gedrag en de aard van een systeem.

In spirituele termen is informatie of boodschap de ziel. Voor alles en iedereen is de ziel de opslagplaats van informatie. Bij voorbeeld, de ziel van een persoon is de opslagplaats van alle informatie of boodschappen die deze persoon heeft verzameld in huidige en vorige levens.

De door de ziel opgelslagen informatie is een schepper. "Ziel boven materie" betekent *dat de ziel dingen kan laten gebeuren*. In feite kan de ziel elk aspect van het leven transformeren.

Stap 2. De ziel stuurt het hart aan.

Alles en iedereen heeft een hart. Dit hart is meer dan het fysieke hart. Dit hart is het fysieke hart, het emotionele hart, het spirituele hart en meer. Een mens heeft een hart. Een dier heeft een hart. Heeft een oceaan een hart? Heeft een berg een hart? Heeft Moeder Aarde een hart? Jazeker! Ze hebben allemaal een hart. Dit hart is de ontvanger van de informatie die door de ziel is opgeslagen. Dit hart is de kern van het leven.

Stap 3. Het hart stuurt de geest aan.

Geest is bewustzijn. Het omvat oppervlakkig bewustzijn, diep bewustzijn, onderbewustzijn, logisch bewustzijn,

imaginaal bewustzijn, inspiratiebewustzijn, hoog bewustzijn en nog veel meer.

Bewustzijn is een groot onderwerp om te bestuderen. Miljoenen mensen passen geest boven materie toe, dat is
mindfulness. Dit betekent dat de geest dingen kan laten
gebeuren. Miljoenen mensen mediteren. Miljoenen mensen gebruiken positief denken. Miljoenen mensen gebruiken positieve chanting, zoals affirmaties. Deze oefeningen
behoren allemaal tot geest boven materie of mindfulness.

De geest is de verwerker. Denk aan een fabriek. In de pro-
ductieketen is het ruwe of ongemonteerde materiaal de input. Aan het eind van de keten is de output het
eindproduct. Op dezelfde manier is de input die de geest
ontvangt informatie of boodschappen van de ziel, via het
hart. De geest verwerkt deze informatie, bewust of onbewust, en neemt dan een beslissing - bewust of onbewust -
als zijn "eindproduct".

Geest boven materie en mindfulness zijn geweldig. Maar
naar mijn persoonlijke mening, is dat niet genoeg. Mensen
zijn zich er misschien niet van bewust dat mindfulness
door het hart wordt aangestuurd. We zouden kunnen
overstappen op hart boven materie of heartfulness. Heartfulness zou een niveau hoger zijn dan mindfulness. In de
oude wijsheid herbergt het hart de geest en de ziel. Het
ultieme niveau is zielsbewustzijn, dat is ziel boven materie. Ziel boven materie is het kernonderricht in al mijn
boeken en ik pas het toe in alle oefeningen die ik deel.

Stap 4. De geest stuurt de energie aan.

Energie is de vervoerder. Energie brengt materie in beweging. In het menselijk lichaam brengt energie het bloed in beweging. Een van de grondbeginselen van de traditionele Chinese geneeskunde sinds haar ontstaan vijfduizend jaar geleden is:

Als de qi (energie) stroomt, stroomt het bloed.
Als de qi geblokkeerd is, stagneert het bloed.

Volgens de traditionele Chinese geneeskunde zijn alle cysten, tumoren en vormen van kanker het gevolg van geblokkeerde qi. Er is een oude verklaring:

qi ju ze cheng xing, qi san ze cheng feng
氣聚则成形, 氣散则成风

Qi betekent *energie*. Ju betekent *ophopen*. Ze is een voegwoord dat oorzakelijkheid aanduidt. Cheng betekent *worden*. Xing betekent *vorm*. Qi ju ze cheng xing betekent dat *qi zich ophoopt om een vorm te creëren*. Dit is hoe een cyste, een tumor en kanker worden gevormd.

San betekent *verstrooien*. Feng betekent *wind*. Qi san ze cheng feng betekent *qi verspreidt zich als de wind*.

Miljoenen mensen mediteren. Meditatie is op het niveau van de geest. De geest geeft richting aan de energie. Bijvoorbeeld, als je je in je meditatie focust op je nieren, zal de energie naar je nieren gaan. De geest stuurt de energie aan.

Stap 5. De energie stuurt de materie aan.

Bloed is materie. Als de energie stroomt, stroomt het bloed. Als iemand zijn enkel verstuikt, kunnen de huid, spieren, pezen en zelfs de botten rond de enkel geblesseerd raken. Het bloed stagneert dan. Stagnatie van het bloed veroorzaakt pijn en maakt bewegen moeilijk.

Materie manifesteert de informatie in onze fysieke werkelijkheid. Het kan de informatie transformeren.

Afbeelding 1 geeft een overzicht van de vijf stappen van creatie in de Universele Wet van Shen Qi Jing.

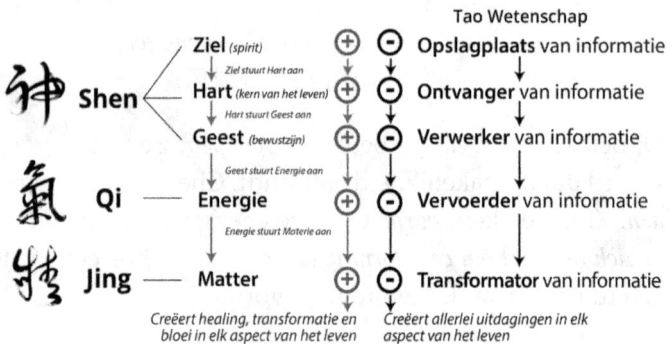

Afbeelding 1. Universele Wet van Shen Qi Jing:
Vijf stappen van creatie

De vijf stappen van creatie uit de Wet van Shen Qi Jing zijn van vitaal belang voor elk aspect van het leven. Meer dan zestien jaar geleden, op zaterdag 10 september 2005, was ik met drie van door mij opgeleide soul healing leraren en healers in Muir Woods National Monument, even ten noorden van San Francisco. Daar vroeg ik de Divine rechtstreeks: "Lieve Divine, zou u mij een lied voor healing kunnen geven?"

Onmiddellijk zag ik met mijn spirituele oog een straal regenboogkleurig licht vanuit de Hemel naar beneden stromen in en door mijn hele lichaam, van top tot teen. Toen opende ik mijn mond. De volgende klanken stroomden naar buiten:

Lu La Lu La Li
Lu La Lu La La Li
Lu La Lu La Li Lu La
Lu La Li Lu La
Lu La Li Lu La

Ik wist meteen dat dit de stem en de taal van de ziel van de Divine was. De Divine vertelde me dat hij me een van zijn liederen gaf en daarmee ontving ik ook de melodie.

Ik vroeg de Divine mij de betekenis te geven van deze zielentaal en dit lied. Ik kreeg eerst een vertaling in het Chinees, mijn moedertaal:

wo ai wo xin he ling 我愛我心和靈
wo ai quan ren lei 我愛全人类
wan ling rong he mu shi sheng 萬靈融合睦世生
xiang ai ping an he xie 相愛平安和谐
xiang ai ping an he xie 相愛平安和谐

Ik zal het regel voor regel uitleggen.

wo ai wo xin he ling
Wo betekent *ik* of *mijn*. Ai betekent *liefhebben*. Xin betekent *hart*. He betekent *en*. Ling betekent *ziel*. Wo ai wo xin he ling betekent *ik hou van mijn hart en ziel*.

wo ai quan ren lei
Quan betekent *geheel*. Ren lei betekent *mensheid*. Wo ai quan ren lei betekent *ik hou van de hele mensheid*.

wan ling rong he mu shi sheng
Wan ling betekent *alle zielen*. Rong he betekent *samensmelten als één*. Mu shi betekent *harmonieuze wereld*. Sheng betekent *creëren* of *baren*. Wan ling rong he mu shi sheng betekent dat *alle zielen samensmelten om een harmonieuze wereld te creëren*.

xiang ai ping an he xie
Xiang ai betekent *liefde*. Ping an betekent *vrede*. He xie betekent *harmonie*. Xiang ai ping an he xie betekent *liefde, vrede, harmonie*.

Toen gaf de Divine mij de Engelse vertaling om te zingen op zijn melodie:

I love my heart and soul
I love all humanity
Join hearts and souls together
Love, peace, and harmony
Love, peace, and harmony

Ik hou van mijn hart en ziel
Ik hou van de hele mensheid
Breng harten en zielen samen

Liefde, vrede en harmonie
Liefde, vrede en harmonie

Het hemelse lied "Liefde, Vrede en Harmonie" heeft honderdduizenden ontroerende en verbazingwekkende resultaten opgeleverd van heling en transformatie, zoals voor gezondheid, relaties, financiën, de spirituele reis en elk aspect van het leven.

Dit hemelse lied verklaart en belichaamt heel goed de vijf stappen van creatie uit de Wet van Shen Qi Jing.

Stap 1. De ziel is de informatie of boodschap en heeft een scheppende kracht.

Het proces van ziel boven materie is: de ziel stuurt het hart aan; het hart stuurt de geest aan; de geest stuurt de energie aan; de energie stuurt het bloed aan, dat materie is.

Elke regel, elk woord van dit hemelse lied is informatie. Het hele lied is een krachtige opeenstapeling van de positieve informatie van elke regel.

Ik hou van mijn hart en ziel
Ik hou van de hele mensheid
Breng harten en zielen samen
Liefde, vrede en harmonie
Liefde, vrede en harmonie

Deze informatie is een schepper.

Stap 2. De ziel stuurt het hart aan.

De ziel geeft de informatie of boodschap door aan het hart. Het hart is de ontvanger van de informatie. Wanneer we zingen of zelfs maar luisteren naar dit hemelse lied, ontvangt ons hart de informatie of boodschap ervan. Hoe opener en zuiverder ons hart is, des te vollediger en dieper zal ons hart de informatie of boodschap van "Liefde, Vrede en Harmonie" ontvangen.

Stap 3. Het hart stuurt de geest aan.

Ons hart geeft de informatie of boodschap door aan onze geest. De geest ontvangt de informatie of boodschap en verwerkt deze.

Stap 4. De geest stuurt de energie aan.

De geest geeft de informatie dan door aan onze energie. De energie komt in beweging.

Stap 5. De energie stuurt de materie aan.

Energie zet materie in beweging. Materie transformeert. Bloed is materie. Energie laat bloed beter stromen. Dan zijn we aan het helen en transformeren.

De Wet van Shen Qi Jing is een wet van creatie die elk creatieproces kan verklaren. Ik ben verheugd deze nieuwe wijsheid vrij te geven, dat de Universele Wet van Shen Qi Jing een wet van creatie is voor de mensheid en Moeder Aarde.

De Wet van Shen Qi Jing is een wet van heling, transformatie en verlichting

De Universele Wet van Shen Qi Jing is ook een wet van heling, transformatie en verlichting.

Ik heb de Zeg Hallo soul healing techniek zestien jaar geleden uitgebracht in mijn boek, *Soul Mind Body Medicine*.[3] Twaalf jaar geleden reisde ik naar India om les te geven in soul healing. In een van mijn workshops kwam een arts naar het podium en deelde twee soul healing verhalen van zijn patiënten.

Het eerste verhaal ging over een vrouw die al zeven jaar aan ernstige psoriasis leed. Haar hele lichaam was ontstoken en vervelde van de droge, schilferige huid. De dokter, een huisarts, begeleidde deze vrouw om mijn Zeg Hallo soulhealing oefening te doen. Hij leerde haar te zeggen:

> *Lieve ziel, geest en lichaam van mijn huid,*
> *Ik hou van je.*
> *Jij hebt de kracht om jezelf te genezen.*
> *Doe je best!*
> *Dank je.*

De vrouw herhaalde van 's morgens vroeg tot 's avonds laat deze Zeg Hallo soul healing formule, die ik Soul Power heb genoemd — de kracht van ziel boven materie. Binnen twee dagen was de ontsteking volledig verdwenen. Binnen zeven dagen was de huid van haar hele lichaam

---

[3] Zhi Gang Sha, *Soul Mind Body Medicine: A Complete Soul Healing System for Optimum Health and Vitality* (Novato, California: New World Library, 2006).

schoon en had ze weer een normaal uiterlijk. Deze arts was zo onder de indruk dat hij onmiddellijk al mijn boeken die op dat moment beschikbaar waren kocht, en zei dat hij ze allemaal graag wilde lezen.

De Zeg Hallo soul healing techniek is ziel boven materie.

Het tweede verhaal van de arts ging over een vrouw die een grote tumor had (van ongeveer vijf centimeter doorsnee) op haar baarmoeder. De arts vertelde haar ook om de Zeg Hallo soul healing techniek en formule te herhalen:

Lieve ziel, geest en lichaam van mijn baarmoeder,
Ik hou van je.
Jij hebt de kracht om jezelf te genezen.
Doe je best!
Dank je.

Deze vrouw herhaalde de Zeg Hallo formule totaal meer dan twee uur per dag.

Ik heb decennialang onderwezen dat mensen die lijden aan chronische pijn of levensbedreigende aandoeningen minstens twee uur per dag soul healing oefeningen moeten doen. Er is geen tijdslimiet. Hoe langer men oefent, hoe beter de resultaten zijn. De oefeningen kunnen ook in kortere perioden worden gedaan. Ik raad ten minste twintig minuten per oefensessie aan. Voor zeer ernstige en levensbedreigende aandoeningen moet de totale dagelijkse oefentijd (in hoeveel individuele oefensessies dan ook) ten minste twee uur bedragen.

De vrouw met de baarmoedertumor oefende twee uur of meer per dag. Na drie weken was haar tumor verdwenen. De arts zei in mijn workshop dat hij nauwelijks kon geloven wat er voor de twee vrouwen was gebeurd alleen maar door het herhalen van de Zeg Hallo soul healing formule.

Deze twee verhalen tonen aan dat de Universele Wet van Shen Qi Jing ook een wet van heling en transformatie is. Hoe? Dat is gemakkelijk te begrijpen. De vijf stappen van creatie in de Universele Wet van Shen Qi Jing kunnen heling en transformatie tot stand brengen.

Stap 1. De ziel is de informatie of boodschap en heeft een scheppende kracht.

De Zeg Hallo soul healing techniek en formule is de informatie die een schepende kracht heeft.

Stap 2. De ziel stuurt het hart aan.

Elke huidcel heeft een ziel. Elke huidcel heeft een hart. Elke baarmoeder-tumorcel heeft een ziel. Elke baarmoeder-tumorcel heeft een hart. De harten van de huid, de huidcellen, de baarmoeder, de baarmoedercellen, de baarmoedertumor en de baarmoeder-tumorcellen ontvangen de helende informatie van de Zeg Hallo soul healing techniek. De harten van de cellen geven de informatie door aan de geest of het bewustzijn van de huid- en baarmoedercellen.

Stap 3. Het hart stuurt de geest aan.

Elke cel van de huid, de baarmoeder en de baarmoedertumor heeft een geest. De geest van de cellen ontvangt de genezende informatie van de harten van de cellen. De geest van de cellen verwerkt de informatie en geeft die door aan de energie.

Stap 4. De geest stuurt de energie aan.

De energie ontvangt de helende informatie van de geest en komt in beweging. Deze energiebeweging zet de materie in beweging.

Stap 5. De energie stuurt de materie aan.

Bloed is materie. De energie zet het bloed in beweging. Het bloed stroomt beter. Alle biochemische processen in het lichaam kunnen transformeren op cellulair niveau. De materie van de huid en de baarmoedertumor konden transformeren op cellulair niveau. Dus de twee vrouwen herstelden volledig in een korte tijd.

De mensheid lijdt aan vele ziekten. Soul healing technieken, die ziel boven materie zijn, passen de Universele Wet van Shen Qi Jing toe als een wet van creatie, als een wet van heling en transformatie, en als een wet van verlichting (omdat het iemands spirituele reis kan helen en transformeren). We hebben letterlijk duizenden hartverwarmende en ontroerende resultaten ontvangen van hen die de Zeg Hallo soul healing en transformatietechniek hebben ingezet voor heling van het fysieke lichaam, emotionele lichaam, mentale lichaam en spirituele lichaam, en ook voor transformatie van relaties en financiën.

Peter Hudoba, arts en neurowetenschapper, heeft talrijke klinische onderzoeken geleid met in totaal meer dan zeshonderd proefpersonen, naar de effecten van soul healing technieken, waaronder Tao Bron soul healing, voor verschillende aandoeningen. In hoofdstuk elf wordt een deel van de essentie van dit medisch onderzoek gedeeld.

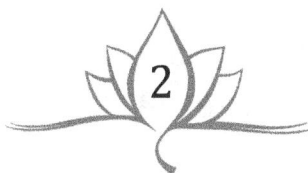

Tao Wetenschap verklaart de Universele Wet van Shen Qi Jing

D R. RULIN XIU en ik hebben in 2016 samen Tao Wetenschap gecreëerd.

Dr. Xiu is kwantumfysicus en snaartheoreticus, en behaalde haar Ph.D. in 1994 aan de Universiteit van Californië in Berkeley. Ze is ook ondernemer, kruidendokter, zangeres, auteur en Master Teacher en Healer opgeleid door mijn Tao Academy en mij. Tao Wetenschap is de bekroning van haar drie decennia durende werk aan een grote eenwordingstheorie.

Tao is de Bron van alles en iedereen. Tao Wetenschap is de wetenschap van de Bron, creatie, heling, transformatie en verlichting. Tao Wetenschap is een nieuwe baanbrekende wetenschap die helpt wetenschap en spiritualiteit op het meest fundamentele niveau te verenigen. Tao Wetenschap is de wetenschap van de grote eenwording.

Volgens oude Chinese wijsheid, die deel uitmaakt van de Universele Wet van Shen Qi Jing, bestaat alles en iedereen uit drie dingen: shen (ziel, hart en geest), qi (energie) en jing (materie).

Wetenschappelijk onderzoek toont aan dat deze drie basiscomponenten van alles en iedereen—shen, qi en jing—over het algemeen overeenkomen met drie wetenschappelijke concepten: informatie, energie en materie.

Materie is wat we zien, horen, voelen, waarnemen en ervaren. Het is alles in onze fysieke werkelijkheid.

Energie is wat materie verandert en in beweging brengt.

Informatie is datgene wat de vorm en gedaante van materie en energie bepaalt. Het is datgene wat informeert. Informeren is het beantwoorden van een vraag. Vragen kunnen zo worden gesteld dat het antwoord "ja" of "nee" is. Informatie kan dus worden weergegeven als een opeenvolging van ja's en nee's. Een computer doet dit precies zo door informatie te specificeren met behulp van een reeks nullen en enen. Omdat we in het informatietijdperk leven, weten we hoe belangrijk dit is. Wij weten bijvoorbeeld dat de informatie over onze bankrekening bepaalt hoeveel geld wij van die rekening kunnen opnemen.

De moderne natuurkunde onthult dat alles en iedereen een trillingsveld is. Een trilling, ook wel golf genoemd, is een periodieke oscillatie die zich over ruimte en tijd uitstrekt. Een trilling wordt beschreven door de frequentie, golflengte, amplitude en snelheid ervan. De frequentie beschrijft hoe snel de trilling oscilleert. De golflengte is de afstand tussen twee aangrenzende pieken van de trilling. De amplitude geeft de hoogte van de trilling aan. De snelheid geeft de snelheid aan waarmee de trilling zich voortbeweegt. Ons trillingsveld bevat veel verschillende trillingen. Het bevat informatie, energie en materie.

Hoewel alles wat wij waarnemen en ervaren materie is, is er energie nodig om materie in beweging te brengen en te veranderen, en het is informatie die energie en materie bepaalt. Informatie bepaalt en creëert wat wij waarnemen en ervaren. Informatie in ons trillingsveld bepaalt elk aspect van ons leven.

Informatie bestaat uit drie aspecten: de inhoud van de informatie, de ontvanger en zender van de informatie en de verwerker van de informatie.

We zien dat de inhoud van informatie in ons trillingsveld spirit of ziel is. Omdat de inhoud van informatie elk aspect van het leven bepaalt, is spirit of ziel de essentie van ons leven. Het speelt een cruciale rol in het vormgeven van ons leven. Wanneer ons fysieke lichaam ophoudt te functioneren, bestaat de inhoud van informatie in ons trillingsveld nog steeds. Daarom zet onze spirit of ziel zijn reis voort, zelfs wanneer ons fysieke leven eindigt.

Het fysieke leven is beperkt. Spirit of ziel kan eeuwig zijn. Het fysieke leven wordt bepaald en gestuurd door de spirit of de ziel. Het hoogste doel van ons fysieke leven is het dienen van het doel van onze ziel. Onze ziel heeft haar doel. Als we het doel van onze ziel kennen, kan ons fysieke leven soepeler verlopen en een grotere betekenis en impact hebben.

Wij hebben een fysiek hart en een spiritueel hart. Het spirituele hart is het hart dat in spirituele geschriften wordt genoemd. Wij hebben ontdekt dat het spirituele hart de ontvanger en zender van informatie is. De antenne van een radio is een ontvanger van informatie. Deze kan de vibraties en informatie ontvangen van een radioprogramma dat wordt uitgezonden door een radiostation, waardoor het voor ons mogelijk wordt de uitzending te horen. Op dezelfde manier maakt ons spirituele hart, de ontvanger en zender van informatie, het mogelijk om de informatie van onze ziel in onze werkelijkheid te manifesteren. Zonder ons spirituele hart te gebruiken, zouden we niet in staat zijn om alle positieve informatie van onze ziel te ontvangen om ons in staat te stellen een leven te manifesteren dat we willen.

De geest is de verwerker van informatie. Net als een computer kan onze geest informatie verwerken die we van ons spirituele hart ontvangen. De output van dit proces is een beslissing die bewust of onbewust kan zijn. Met deze beslissing vertelt de geest ons welke actie we moeten ondernemen. Op deze manier geeft de geest richting aan de energie en verandert de materie, onze fysieke werkelijkheid.

In ons onderzoek hebben wij ontdekt dat er twee soorten informatie zijn: positieve en negatieve.

Positieve informatie beschrijft de verbinding, orde en harmonie die in iemand of iets en met anderen bestaat. Positieve informatie geeft een ziel de kracht om te creëren door eenvoudigweg een boodschap te geven. Positieve informatie brengt gezondheid, een lang leven, vrede, efficientie, goede relaties, ruime financiën en succes in elk aspect van het leven. Een gelukkig, gezond en succesvol leven is gebouwd op een stevig fundament van positieve informatie. Daarom is het doel van het leven om onze positieve informatie te versterken.

Negatieve informatie is de afgescheidenheid, wanorde en disharmonie in iemand of iets en met anderen. Negatieve informatie veroorzaakt ziekte, onevenwichtige emoties, inefficiëntie, moeilijkheden in relaties, blokkades in financiën en gebrek aan succes in elk aspect van het leven. Negatieve informatie is de kernoorzaak van alle ziekten, ongeluk en uitdagingen in het leven.

In één zin gezegd:

**Informatie is de kernoorzaak van
succes en falen in elk aspect van het leven.**

Positieve informatie is de kernoorzaak van succes. Negatieve informatie is de kernoorzaak van mislukking. Dus ons leven helen, transformeren, bekrachtigen en optillen op het diepste kernniveau is het omzetten van negatieve informatie in ons trillingsveld in positieve informatie.

Alles en iedereen is een informatiesysteem. Onze ziel, ons hart en onze geest zijn drie belangrijke aspecten van ons informatiesysteem, dat elk aspect van ons leven vorm geeft. Vanuit het oogpunt van informatie is energie de vervoerder van informatie. Materie is de manifesteerder en transformator van informatie. Ons fysieke leven is de manifestatie van de informatie van onze ziel. Wat wij in ons leven ervaren en hoe wij het ervaren vertelt aan onze ziel de gevolgen van de informatie die zij via ons hart, geest en lichaam bevat. Het doel van ons fysieke leven is om onze ziel te helpen leren, transformeren en opgetild te worden naar een hoger niveau van positieve informatie.

Wanneer wij een specifieke boodschap of informatie geven, begint de specifieke informatie energie en materie aan te trekken en te sturen en leidt tot de verschijnselen die wij waarnemen en ervaren. Dit is hoe wij onze eigen werkelijkheid en ons eigen leven creëren.

De Wet van Shen Qi Jing is een wet van oorzaak en gevolg. Informatie, inclusief ziel, hart en geest, is de oorzaak. Onze fysieke werkelijkheid is het effect van de informatie. Dit vertelt ons hoe wij zelf elk aspect van ons leven creëren vanuit de informatie die we geven en ontvangen, door ons denken, voelen, spreken, horen, zien, schrijven en andere handelingen.

Als we een leven willen creëren dat we werkelijk willen, moeten we gedisciplineerd zijn om de juiste informatie te denken, voelen, spreken, horen, zien, schrijven en over te brengen, en dat is positieve informatie of positieve boodschappen over wat we willen in het leven. Als we denken, voelen, spreken, horen, zien, schrijven en informatie overbrengen over wat we niet willen, wat negatieve informatie is, zullen we ervaren wat we niet willen. Daarom moeten we stoppen met denken, voelen, spreken, horen, zien, schrijven en dingen doen die informatie overbrengen over wat we niet willen.

Vijf speciale zinnen zeggen ons het ontvangen en creëren van negatieve informatie te vermijden:

mu bu wang shi 目不妄视
er bu wang ting 耳不妄听
kou bu wang yan 口不妄言
nao bu wang xiang 脑不妄想
xin wu gua ai 心无挂碍

Deze betekenen:

De ogen zien geen negatieve dingen.
De oren horen geen negatieve woorden of geluiden.
De mond spreekt geen negatieve woorden.
De geest heeft geen negatieve gedachten.
Het hart is niet bezorgd of verstoord.

Boeddha onderwees "xin wu gua ai" Xin betekent *hart*. Wu betekent *niet*. Gua ai betekent *bezorgd zijn* of *zich zorgen maken*. Alle zorgen en bezorgdheid brengen negatieve informatie over, die de realiteit creëert van datgene waar we ons zorgen over maken. Wanneer ons hart geen zorgen, bezorgdheid, angsten, verdriet, woede, gevoel van tekort hebben, depressie, of welke negativiteit dan ook heeft, kunnen we een leven creëren dat we willen en daarvan genieten. Xin wu gua ai is een belangrijke wijsheid en een oefening om een leven te creëren dat we willen.

ဆဝ ဆဝ ဆ

De bron van alles en iedereen is leegte. In de natuurkunde wordt leegte een vacuüm genoemd. Leegte heeft geen vorm of gedaante. Het heeft geen ruimte of tijd. Kwantumfysica vertelt ons dat binnen een vacuüm of leegte er oneindige mogelijkheden zijn en oneindige informatie, energie en materie. Alles en iedereen komt voort uit de Bron. De Bron is verbonden met alles en iedereen. Daarom heeft de Bron zuivere positieve informatie, energie en materie.

De schoonheid en kracht van dit boek komen voort uit de verbinding met een Tao Bronveld om Bronfrequentie en -vibratie te ontvangen, Bron meest positieve informatie, energie en materie en Bron hoogste kracht van ziel boven materie om zo onze negatieve velden van negatieve informatie, energie en materie te helen en te transformeren.

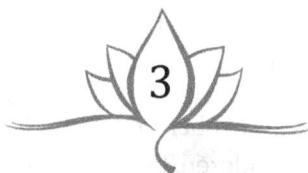

Waarom hebben mensen uitdagingen in gezondheid, relaties, financiën en elk aspect van het leven?

MILJOENEN MENSEN lijden aan ziekte in het fysieke lichaam, waaronder allerlei soorten pijn, ontstekingen, cysten, tumoren, kanker, Covid-19 en vele andere ziektes.

Miljoenen mensen lijden aan ziektes in het emotionele lichaam, waaronder woede, depressie, angst, zorgen, verdriet, angst, schuld, schaamte, eenzaamheid en nog veel meer.

Miljoenen mensen lijden aan ziektes in het mentale lichaam, waaronder slechte concentratie, afnemend geheugen, negatief denken, oordeel, ego en vele mentale stoornissen, zoals schizofrenie, OCS, PTSS en meer.

Miljoenen mensen lijden aan ziekte in het spirituele lichaam, omdat de ziel negatieve informatie kan bevatten. In feite is, zoals we hebben gezien in de Universele Wet van Shen Qi Jing, negatieve informatie de kernoorzaak van alle soorten ziekte in het fysieke, emotionele, mentale en spirituele lichaam.

Miljoenen mensen hebben relatieproblemen, ook met partners, ouders, kinderen, broers en zussen, andere familieleden, vrienden, bazen, werknemers, collega's, organisaties en meer.

Organisaties, geloofssystemen, steden, landen, etcetera kunnen ook relatieproblemen met elkaar hebben.

Miljoenen mensen hebben te maken met milieuproblemen, zoals vervuilde lucht, water of grond, onvoldoende onderdak, ongezond voedsel, gebrek aan gezondheidszorg, enzovoort.

Miljoenen mensen hebben financiële problemen.

Waarom hebben we zoveel uitdagingen in elk aspect van het leven?

Wat is de sleutel om al deze uitdagingen te begrijpen?

Is er een oplossing voor deze uitdagingen?

Zo ja, wat is de oplossing?

Ik heb dit boek geschreven om deze vier vragen te beantwoorden. Maar bovenal heb ik dit boek geschreven om jou, de mensheid en Moeder Aarde te dienen.

In één zin gezegd:

De mensheid heeft allerlei uitdagingen in gezondheid, relaties, financiën, de spirituele reis en elk aspect van het leven vanwege negatieve informatie, energie, en materie (negatieve shen qi jing).

Wat is de sleutel tot het begrijpen van al deze uitdagingen? In één zin: de essentie is dat het hart en de ziel worden aangetast en beïnvloed door negatieve informatie, energie en materie.

Is er een oplossing voor deze uitdagingen? In één zin: de oplossing voor alle uitdagingen in gezondheid, relaties, financiën, de spirituele reis en elk aspect van het leven is om positieve informatie, energie en materie (positieve shen qi jing) in te zetten om negatieve informatie, energie en materie te transformeren

Positieve informatie, energie en materie

De Tao Wetenschap stelt dat informatie, energie en materie positief of negatief kan zijn. Dit revolutionaire inzicht helpt ons ziekte, genezing en transformatie diepgaand te begrijpen. Wat is positieve informatie, energie en materie? Positieve informatie, energie en materie is alle informatie, energie of materie die orde, verbinding en harmonie bevordert. Positieve informatie, energie en materie kan ziekte helen en transformeren, ziekte voorkomen, kan verjongen, het leven verlengen, relaties harmoniseren, verbetering brengen in financiën en bedrijf en iemands spirituele reis verlichten.

Er zijn tien kwaliteiten die de meest positieve informatie, energie en materie in zich dragen: de grootste liefde, de grootste vergeving, de grootste compassie, het grootste licht, de grootste nederigheid, de grootste harmonie, de grootste bloei, de grootste dankbaarheid, de grootste dienstbaarheid, en de grootste verlichting. Ik zal deze tien grootste kwaliteiten meer in detail uitleggen in hoofdstuk acht.

Omdat deze tien grootste kwaliteiten de meest positieve informatie, energie en materie zijn, kunnen zij elk aspect van het leven transformeren. Zij zijn de hoogste wijsheid. Tegelijkertijd zijn ze de hoogste beoefening. Zij dragen de hoogste kracht in zich.

In oude wijsheid betekent shu yi zai Dao 书以载道, *kalligrafie wordt gebruikt als instrument om Tao te bevatten*. In dit boek deel ik twee Tao kalligrafieën die ik heb geschreven en die enkele van de tien grootste kwaliteiten in zich dragen om jou te dienen, maar ook om families, de mensheid, organisaties, steden, landen en Moeder Aarde te dienen.

Tao Kalligrafie is Tao Bron Eenheidsschrift. Het is kunst. Het is kunst voorbij de kunst, die gezondheid, relaties, financiën, de spirituele reis en elk aspect van het leven kan helen en transformeren. Ik zal je leren hoe je kunt oefenen in het Tao Kalligrafieveld om elk aspect van het leven te transformeren. De oefeningen zijn eenvoudig maar diepgaand. Oefening is van vitaal belang voor je om de grootst mogelijke voordelen te ontvangen en ik wens je toe dat jij en elke lezer deze zal ontvangen.

In één zin gezegd:

Een goede gezondheid, harmonieuze relaties, bloeiende financiën en zaken en een verlichte spirituele reis zijn te danken aan positieve informatie, energie en materie.

Negatieve informatie, energie en materie

Wat is negatieve informatie, energie en materie? Negatieve informatie, energie en materie is alle informatie, energie en materie die wanorde, afgescheidenheid en disharmonie bevordert. Negatieve informatie, energie en materie veroorzaken ziekte, relatieproblemen en financiële problemen. Negatieve informatie, energie en materie blokkeren iemands spirituele reis. Negatieve informatie, energie en materie creëren blokkades in elk aspect van het leven.

Een mens heeft een fysiek, emotioneel, mentaal en spiritueel lichaam.

In het fysieke lichaam is elk gebrek aan energie, vitaliteit of uithoudingsvermogen, is elke pijn, ontsteking, cyste, tumor of kanker, en zijn alle andere ziektes negatieve informatie, energie en materie.

In het emotionele lichaam zijn woede, depressie, angst, schuld, schaamte, zorgen, verdriet, angst en meer, negatieve informatie, energie en materie.

In het mentale lichaam zijn verwarring, mentale stoornissen, slechte concentratie, slecht geheugen, ego, enzovoort, negatieve informatie, energie en materie.

In het spirituele lichaam zijn het niet begrijpen of beseffen van het belang van de zielenreis, die de spirituele reis is, het verdwalen op je spirituele reis, het maken van fouten door anderen en de omgeving te kwetsen en te schaden, en nog veel meer, negatieve informatie, energie en materie.

Voor relaties geldt dat elke disharmonie in welke relatie dan ook negatieve informatie, energie en materie is.

Voor financiën zijn alle blokkades in elk aspect van financiën negatieve informatie, energie en materie.

Voor een bedrijf is elke uitdaging in welk deel van het bedrijf dan ook negatieve informatie, energie en materie.

In één zin gezegd:

Alle uitdagingen, blokkades en verstoringen in gezondheid, relaties, financiën en de spirituele reis zijn te wijten aan negatieve informatie, energie en materie.

Hoe transformeer je negatieve informatie, energie en materie

Het transformeren van alle uitdagingen in gezondheid, relaties, financiën, de spirituele reis en elk aspect van het leven is het transformeren van negatieve informatie, energie en materie naar positieve informatie, energie en materie.

Ik ben verheugd je een praktisch hulpmiddel van Tao Bron aan te bieden om jou, families, de maatschappij, organisaties, de mensheid en Moeder Aarde te helpen. Dit praktische hulpmiddel heet Tao Kalligrafie.

Tao Kalligrafie creëert en bevat een hoog positief veld van de Ultieme Bron, dat negatieve velden in al het leven kan transformeren, inclusief gezondheid, relaties, financiën en de spirituele reis. Gezondheid omvat vier lichamen: fysiek, emotioneel, mentaal en spiritueel. Ik zal het Tao Kalligrafieveld in het volgende hoofdstuk verder uitleggen.

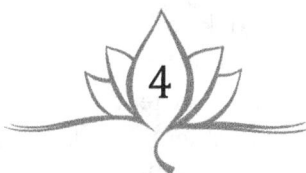

4

Veld

DE ENGELSE NATUURKUNDIGE en scheikundige Michael Faraday bedacht de term "veld" in 1849.

Wetenschappers en anderen hebben vele soorten velden geïdentificeerd en bestudeerd, zoals:

- elektrisch
- magnetisch
- elektromagnetisch
- zwaartekracht
- temperatuur
- snelheidsstroom
- kwantum
- en meer

In 1920 realiseerde Albert Einstein zich dat het concept van een veld, met name een gravitatieveld, een nauwkeuriger manier is om de zwaartekracht te beschrijven dan als een kracht. Tenslotte benadrukte Einstein dat er maar één echt ding in het heelal is en dat is een veld.

De kwantumfysica ontdekte dat alles en iedereen fundamenteel een trillingsveld is dat uit verschillende trillingen bestaat. Een trilling, ook wel golf genoemd, is een periodieke oscillatie die zich uitstrekt over ruimte en tijd. De kwantumfysica onthult verder dat ons trillingsveld bepalend is voor onze kwaliteiten en levenservaringen. Om een persoon van goede kwaliteit te zijn en een goed leven te ervaren, moeten we een goed trillingsveld hebben.

Een goed trillingsveld is een veld met positieve informatie, energie en materie. Positieve informatie, energie en materie brengen verbinding, orde en harmonie. Zij zijn de reden van een goede gezondheid, harmonieuze relaties, en succes in financiën en carrière. Een slecht trillingsveld is een veld met negatieve informatie, energie en materie. Negatieve informatie, energie en materie brengen afgescheidenheid, wanorde en disharmonie. Zij zijn de oorzaak van ziekte, moeilijkheden, uitdagingen en rampen.

Het transformeren van negatieve informatie, energie en materie in iemands trillingsveld naar positieve informatie, energie en materie is het helen van ziekte, het overwinnen van tegenslagen, en het omzetten op het diepste niveau van gebrek hebben aan naar overvloed.

Tao is de Ultieme Schepper en Bron. Het trillingsveld van Tao Bron bevat onbeperkte positieve informatie, energie en materie. Tao Bron kan alles creëren. Het kan alles en iedereen voorzien van, ondersteunen en voeden. Verbinding maken met het trillingsveld van de Bron is de hoogste en krachtigste manier om onszelf te helen, te transformeren en te bekrachtigen.

Dit boek deelt met de mensheid dat het Tao Kalligrafie-veld een Tao Bronveld is, dat het Tao Kalligrafieveld bestaat, en dat het Tao Kalligrafieveld beschikbaar is om je nu te dienen.

In hoofdstuk één heb ik de Universele Wet van Shen Qi Jing uitgelegd, die een wet van creatie is, een wet van healing, een wet van transformatie en een wet van verlichting. Shen qi en jing vormen een veld.

Een mens bestaat uit shen qi jing, dat is ziel, hart, geest, energie en materie. De shen qi jing van een mens vormt het veld van een mens.

Een oceaan bestaat uit shen qi jing, die het veld van een oceaan vormt.

Moeder Aarde bestaat uit shen qi jing, die het veld van Moeder Aarde vormt.

Een zonnestelsel heeft zijn eigen shen qi jing, die het veld van een zonnestelsel vormt.

Samengevat:

Alles en iedereen in ontelbare planeten, sterren, melkwegstelsels en universa bestaat uit zijn eigen shen qi jing. Eigen shen qi jing vormt een eigen veld.

Ontelbare planeten, sterren, melkwegstelsels en universa hebben zowel positieve als negatieve shen qi jing, dat zijn hun positieve en negatieve velden.

Positief veld

Elk veld dat een goede gezondheid brengt, harmonieuze relaties, bloeiende financiën, vooruitgang op de spirituele reis, of liefde, vrede en harmonie voor de mensheid, Moeder Aarde en ontelbare planeten, sterren, melkwegstelsels en universa, is een positief veld.

Negatief veld

Elk veld dat ongezonde omstandigheden veroorzaakt voor de mensheid, disharmonische relaties, blokkades in financiën, uitdagingen op de spirituele reis, of liefde, vrede en harmonie vermindert voor de mensheid, Moeder Aarde en ontelbare planeten, sterren, melkwegstelsels en universa, is een negatief veld.

De Universele Wet van Shen Qi Jing vertelt ons dat positieve shen qi jing negatieve shen qi jing kan transformeren. Met andere woorden, een positief veld kan een negatief veld transformeren in gezondheid, relaties, financiën, de spirituele reis en in elk aspect van het leven.

Hoe transformeer je een negatief veld naar een positief veld?

Er zijn vele manieren om een negatief veld om te zetten in een positief veld.

In de geneeskunde helpen artsen, verpleegkundigen, ziekenhuizen enzovoort mensen te genezen. Zij transformeren negatieve velden in positieve velden.

Mensen eten voedsel en drinken water. Mensen beseffen dat het eten van goed voedsel en het drinken van gezond water van vitaal belang is voor het leven. Als we dit doen, versterken we ons positieve veld. We moeten ongezond voedsel en vervuild water vermijden omdat ze negatieve velden bevatten.

Alle soorten onderwijs in elk aspect van het leven zijn bedoeld om te onderwijzen over positieve velden om studenten in staat te stellen negatieve velden te transformeren. Bijvoorbeeld, positief onderwijs in wetenschap en technologie probeert positieve velden te ontdekken, te ontwikkelen en toe te passen om de mensheid te helpen gezonder en gelukkiger te leven in elk aspect.

Ik eer alle geneeswijzen en -methoden, alle positieve wetenschappelijke en technologische vooruitgang, en alle positieve manieren die de mensheid heeft gecreëerd en toegepast om negatieve informatie, energie en materie om te zetten in positieve informatie, energie en materie in elk levensaspect van een mens.

Ik kan niet genoeg benadrukken dat het doel van dit boek is om het Tao Kalligrafieveld te introduceren. Dit veld wordt gecreëerd door de transformatieve kunst van Tao Kalligrafie, die een hoogst positief informatiesysteem bevat van ziel boven materie om de mensheid te helpen elk aspect van het leven te transformeren. Tao Kalligrafie, transformatieve kunst gevormd vanuit Bron Eenheid, is een poort om (a) verbinding te maken met Tao Bron, (b) een Bronveld naar de mensheid en Moeder Aarde te brengen, en (c) het zichtbaar en tastbaar te maken voor healing, transformatie, wijsheid, voeding, voorspoed, succes en verlichting in elk levensaspect.

Ik zal Tao, Tao Kalligrafie en de kracht en betekenis van Tao Kalligrafie verder toelichten in de volgende hoofd-stukken.

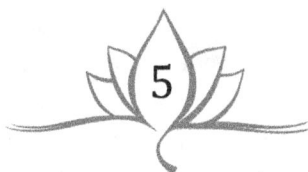

5

Wat is Tao ?

HET CONCEPT VAN Tao werd gepresenteerd door Lao Zi, wijsgeer uit oude tijden en auteur van *Dao De Jing*. In *Dao De Jing* legt hij Tao uit als de Ultieme Schepper en Bron en beschrijft hij Tao Normale Creatie.

Tao Normale Creatie

Tao Normale Creatie (afbeelding 2) wordt uitgelegd in de eerste vier zinnen van hoofdstuk tweeënveertig van *Dao De Jing*:

Dao sheng yi 道生一
Tao creëert Eén.

Lao Zi legt uit dat Tao de Ultieme Bron is. Tao schept Eén, dat is de wereld van Eenheid, die de Wu-wereld wordt genoemd. Wu 無 betekent *leegte*. De Wu-wereld kan niet gezien, gehoord of aangeraakt worden. Daar is geen yin of yang, geen ruimte of tijd, geen beeld of vorm.

Eén, de wereld van Eenheid, heet 'hun yuan yi qi' 混元一氣. Hun yuan betekent *wazig*. Yi betekent *eenheid*. Qi betekent *energie*. Er zijn twee soorten energie binnen de hun yuan yi qi. Ze zijn gemengd en niet te scheiden, omdat 'hun yuan yi qi' wazige energie van de eenheid is. De twee soorten energie worden qing qi 清氣 en zhuo qi 浊氣 genoemd. Qing qi is zuivere, pure, lichte qi. Zhuo qi is verstoorde, troebele, zware qi. Ze blijven eonen lang in de hun yuan yi qi toestand.

yi sheng er 一生二
Eén creëert Twee.

Wanneer de tijd komt voor qi-transformatie, scheidt Tao de twee qi's in hun yuan yi qi, de wereld van Eenheid of wereld van wazige leegte. Qing qi (lichte, zuivere qi) stijgt op om de Hemel te vormen. Zhuo qi (zware, troebele qi) daalt neer om Moeder Aarde te vormen. Hemel en Aarde zijn Twee, die de Yin Yang wereld vormen.

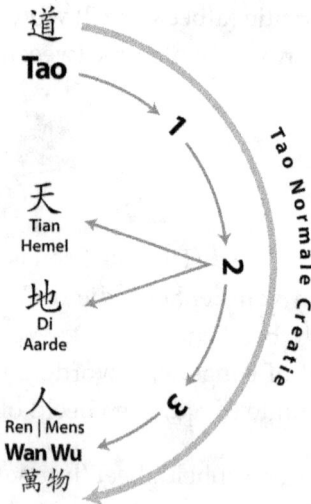

Afbeelding 2. Tao Normale Creatie

er sheng san 二生三
Twee creëert Drie.

Hun yuan yi qi, de wereld van Eenheid, plus Hemel en Aarde, die Twee zijn of de Yin Yang wereld, creëert Drie. Eenheid plus Hemel en Aarde zijn Drie.

san sheng wan wu 三生萬物
Drie creëert alle dingen.

Wan betekent *tienduizend*, wat staat voor *oneindig*, *ontelbaar*, of *alles*. Wu betekent *dingen*. Wan wu is *alle dingen*. Drie, dat is de wereld van Eenheid plus Hemel en Aarde, schept alle dingen op ontelbare planeten, sterren, melkwegstelsels en universa.

Tao Terugkerende Creatie

Ik ontving het onderricht van Tao Terugkerende Creatie van Tao Bron. Tao Bron vroeg mij om Tao Terugkerende Creatie uit te leggen aan de mensheid en alle zielen. Zie afbeelding 3.

Evenals Tao Normale Creatie, wordt ook Tao Terugkerende Creatie beschreven in vier speciale zinnen:

wan wu gui san 萬物归三
Alle dingen keren terug naar Drie. (Gui betekent *terugkeren* of *teruggaan*.)

san gui er 三归二
Drie keert terug naar Twee.

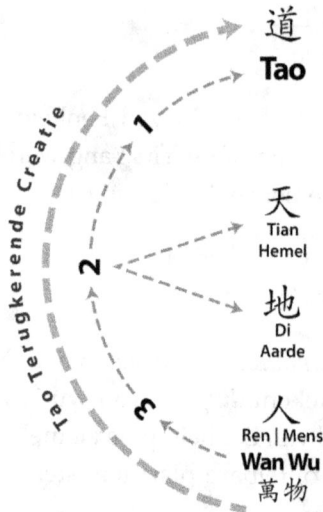

道
Tao

1

天
Tian
Hemel

2

地
Di
Aarde

人
Ren | Mens
Wan Wu
萬物

3

Tao Terugkerende Creatie

Afbeelding 3. Tao Terugkerende Creatie

er gui yi 二归一
Twee keert terug naar Eén.

yi gui Dao 一归道
Eén keert terug naar Tao.

Samen vormen Tao Normale Creatie en Tao Terugkerende Creatie een universele wet van universele reïncar-
natie die verklaart hoe Tao Eén, Twee, Drie en Wan Wu
(alle dingen) creëert, met inbegrip van ontelbare planeten,
sterren, melkwegstelsels en universa, en hoe Wan Wu te-
rugkeert naar Drie, Twee, Eén en Tao, voortdurend en oneindig. Zie afbeelding 4.

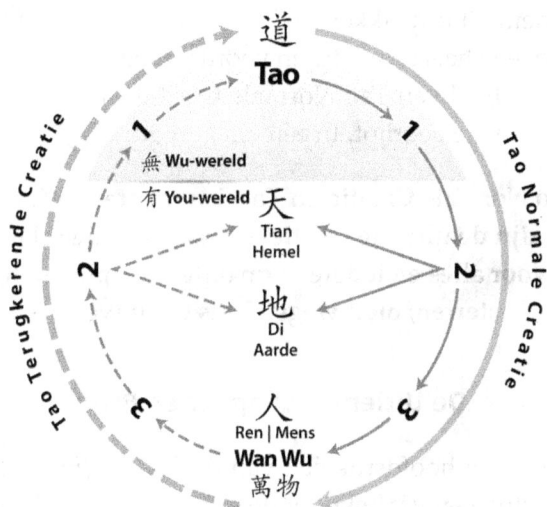

Afbeelding 4. Tao Normale Creatie en Tao Terugkerende Creatie

Tao Normale Creatie en Tao Terugkerende Creatie zijn diepgaand. Ze zijn:

- hoogste wijsheid
- hoogste filosofie
- hoogste wetenschap
- hoogste beoefening
- hoogste healing en transformatie
- hoogste realisatie
- hoogste verlichting
- ultieme waarheid

Tao Normale Creatie en Tao Terugkerende Creatie zijn diepgaande wijsheid en ultieme waarheid die eonen duren. Lao Zi was in staat om Tao Normale Creatie aan de mensheid uit te drukken in *Dao De Jing*. Het kan tientallen jaren of een heel leven duren voordat men de diepgang en volmaaktheid van Tao Normale Creatie en Tao Terugkerende Creatie begrijpt. In één zin gezegd:

Tao Normale Creatie en Tao Terugkerende Creatie zijn de ultieme creatie- en reïncarnatiecirkel voor alles en iedereen op ontelbare planeten, sterren, melkwegstelsels en universa.

De Ultieme Schepper en Bron

Ik wil graag hoofdstuk één van de *Dao De Jing uitleggen*. Hoofdstuk één vat beknopt de geheime wijsheid en diepgaande kracht van de hele *Dao De Jing* samen.

道可道, 非常道
Dào kě dào, fēi cháng Dào
De Tao die in woorden kan worden uitgedrukt of door gedachten kan worden begrepen is niet de permanente en ware Tao.

Dào is Tao, de Ultieme Bron.
Kě dào betekent *kan worden uitgelegd of kan worden begrepen*.
Fēi betekent *niet*.
Cháng betekent *permanent*.

名可名, 非常名
míng kě míng, fēi cháng míng
Alles en iedereen die benoemd kan worden, is niet permanent.

Míng betekent *naam*.
Kě betekent *in staat zijn om*.
Fēi betekent *niet*.
Cháng betekent *permanent*.

Iedereen die een naam heeft gekregen is niet blijvend, want het menselijk pad is sheng lao bing si 生老病死 (*geboorte, ouderdom, ziekte, dood*). De levensboog voor alles en iedereen is cheng zhu huai kong 成住坏空 (*groeien en ontwikkelen, stabiel blijven, aangetast worden en verzwakken, verdwijnen*). Dit is het pad van alles en iedereen in de Yin Yang wereld.

无名天地之始
wú míng tiān dì zhī shǐ
De toestand zonder naam is het begin van Hemel en Aarde.

Wú betekent *niet, geen*.
Míng betekent *naam*.
Tiān betekent *Hemel*.
Dì betekent *Moeder Aarde*.
Zhī is een bezittelijk voornaamwoord (gelijk aan *'s*).
Shǐ betekent *begin*.

De toestand zonder naam is Tao. Tao schept Eén, dat is de Wu (leegte) wereld. Tao is leegte. Tao schept ook de You (bestaans) wereld, beginnend met Hemel en Aarde (Twee), zoals ik eerder in dit hoofdstuk heb uitgelegd. Moeder Aarde is één planeet. Er zijn ontelbare planeten, sterren, melkwegstelsels en universa. Tao Bron schept ze allemaal, evenals de Hemel, Moeder Aarde en de mens.

有名万物之母

yǒu míng wàn wù zhī mǔ

Degenen met namen zijn de moeder van wan wu (ontelbare dingen).

Yǒu betekent *bestaan* of *hebben*.

Wàn betekent *tienduizend*. Tienduizend staat in het Chinees voor *oneindig* of *ontelbaar* of *alles*.

Wù betekent *ding*.

Mǔ betekent *moeder*.

Tian en di hebben namen: *Hemel* en *Aarde*. Tian di, Hemel en Aarde, zijn de mu qin (moeder) van alles en iedereen. Zoals Lao Zi uitlegde in Tao Normale Creatie, zijn Hemel en Aarde Twee. Twee schept Drie. Drie schept alles en iedereen.

故常无, 欲以观其妙

gù cháng wú, yù yǐ guān qí miào

Wees daarom voortdurend in de Wu-toestand, die kong (leegte) is. In deze toestand kan men de diepgaande Tao observeren zonder intentie, begrenzing of beperking.

Gù betekent *daarom*.

Cháng betekent *permanent*.

Wú betekent *leegte*, dat is Tao en yi (Eenheid).

Yù yǐ guān qí miào betekent *in staat zijn om de diepgang van Tao te observeren*.

Wanneer men de qing jing 清靜 (zuivere, rustige en vredige) toestand in het hart bereikt, dan kan men in stilte gaan (ding 定), wat betekent geen "ik, ik, ik" en geen gedachten.

In deze ding-toestand, waarin men zichzelf vergeet, kan men de diepgang en heiligheid van Tao observeren. Dit is een zeer geavanceerde spirituele toestand die niet gemakkelijk te bereiken is.

常有, 欲以观其徼

cháng yǒu, yù yǐ guān qí jiào

Wees permanent in de You-toestand om de uitgestrektheid van de You-wereld te observeren. In deze toestand kan men de You-wereld observeren met intentie, begrenzingen en beperkingen.

Cháng betekent *permanent*.
Yǒu betekent *bestaan*.
Yù betekent *verlangen* of *in staat zijn om*.
Guān betekent *observeren*.
Qi verwijst naar *Tao*.
Jiào betekent *grens*.

Om Moeder Aarde en ontelbare planeten, sterren, melkwegstelsels en universa in de You-wereld te zien, zijn de fysieke ogen, het bewustzijn en de kennis van een mens niet voldoende. Met de meest geavanceerde telescoop, duurt het nog steeds miljarden jaren voordat het licht van de verste sterren onze fysieke ogen bereikt. Hoe uitgestrekt deze ook is, de You-wereld is beperkt. Zij heeft allerlei begrenzingen en beperkingen.

此两者, 同出而异名, 同谓之玄

cǐ liǎng zhě, tóng chū ér yì míng, tóng wèi zhī xuán

Deze twee (Wu- en You-wereld) komen beide uit dezelfde bron (Tao), maar hebben verschillende namen. Beide zijn diepgaand.

Cǐ betekent *deze*.

Liǎng zhě betekent *twee* (Wu- en You-wereld).

Tóng chū betekent *beide komen van Tao*.

Ér betekent *maar*.

Yì míng betekent *verschillende namen*.

Tóng wèi zhī xuán betekent *beide zijn diepgaand, mysterieus, heilig en onvoorstelbaar*.

玄之又玄, 众妙之门

xuán zhī yòu xuán, zhòng miào zhī mén

De Wu-wereld en You-wereld zijn beide diepzinniger dan diepzinnig, mysterieuzer dan mysterieus, volmaakter dan volmaakt en onvoorstelbaarder dan onvoorstelbaar — de poort naar alle heilige leringen en sferen.

Xuán betekent *volmaaktheid* of *diepzinnigheid*.

Yòu wordt hier gebruikt om een diepere betekenis van xuán aan te geven dan de letterlijke betekenis van xuán.

Zhòng betekent *alles*.

Miào betekent *diepzinnig, mysterieus, volmaakt* of *onvoorstelbaar*.

Zhī is een bezittelijk voornaamwoord, gelijk aan 's in het Nederlands.

Mén betekent *poort*.

Zhong miao zhi men betekent *de poort naar alle heilige wijsheid, kracht en sferen*.

Lao Zi legde Tao uit in vele hoofdstukken van *Dao De Jing*. Hoofdstuk één is de sleutel tot de diepgaande wijsheid en kracht van Tao. Sta mij toe het concept van Tao samen te vatten:

- Tao kan niet verklaard worden met woorden of begrepen worden door gedachten.

- Tao kan niet gezien, gehoord of aangeraakt worden.

- Tao creëert de Wu-wereld en de You-wereld, die de diepgaande poorten zijn van wijsheid, filosofie, wetenschap, cultuur, beoefening en kracht voor alles en iedereen op ontelbare planeten, sterren, melkwegstelsels en universa.

- Tao kent geen yin, geen yang, geen tijd, geen ruimte, geen beeld, geen vorm, geen geluid.

- Volg Tao, bloei. Ga tegen Tao in, eindig.

- Tao bevat van nature de tien grootste kwaliteiten, te weten Da Ai—大愛—Grootste Liefde, Da Kuan Shu—大宽恕—Grootste Vergeving, Da Ci Bei—大慈悲—Grootste Compassie, Da Guang Ming—大光明—Grootste Licht, Da Qian Bei—大谦卑—Grootste Nederigheid, Da He Xie—大擴谐—Grootste Harmonie, Da Chang Sheng—大昌盛—Grootste Bloei, Da Gan En—大感恩—Grootste Dankbaarheid, Da Fu Wu—大服务—Grootste Dienstbaarheid, en Da Yuan Man—大圆满—Grootste Verlichting.

- Tao drukt van nature zijn tien grootste kwaliteiten en krachten uit als een Tao Bronveld.

- Tao bevat de Bron meest positieve informatie, energie en materie (shen qi jing), die negatieve informatie, energie en materie kan transformeren.

- Tao is de Ultieme Schepper, die de hoogste ziel is. Daarom bevat Tao de hoogste zielenkracht, die *Tao boven materie* is. Tao boven materie is de hoogste ziel boven materie. Ziel boven materie betekent dat de ziel dingen kan laten gebeuren om al het leven te helpen helen, transformeren en verlichten. Tao boven materie betekent dat Tao de hoogste kracht heeft om al het leven te helen, te transformeren en te verlichten.

In één zin gezegd:

Tao is De Weg van al het leven.

Wat is De?

De 德 is de shen kou yi 身口意 van Tao. Deze shen betekent *activiteiten, handelingen en gedragingen*. Kou betekent *spraak*. Yi betekent *gedachten*.

'De' is deugd, dat is Bron voedingsstoffen. Een mens haalt zijn voedingsstoffen uit fruit, groenten, vlees enzovoort, die vitaminen, mineralen, aminozuren, eiwitten en andere essentiële voedingsstoffen bevatten.

Omdat De van Tao Bron komt, bevat het ook voedingsstoffen van de Bron, waaronder vloeistoffen van de Bron, vitaminen, mineralen, aminozuren, proteïnen, nectar en licht. Menselijke voedingsstoffen kunnen worden gezien, geproefd, aangeraakt en gevoeld. Voedingsstoffen vanuit de Bron kunnen niet worden gezien, geproefd, aangeraakt of gevoeld.

De mensheid heeft zich niet genoeg gerealiseerd dat Tao Bron voedingsstoffen beschikbaar zijn. Er is een oud gezegde dat iedereen zou moeten kennen: Dao sheng de yang 道生德养; *Tao creëert, De voedt*. Het Veld van Tao Kalligrafie Transformatieve Kunst brengt Tao kracht met Tao Bron voedingsstoffen om te helen, ziekte te voorkomen, te verjongen, te voeden en het leven te verlengen, relaties en financiën te transformeren, de ziel te verlichten en elk aspect van het leven te transformeren.

In één zin gezegd:

De is Tao voedingsstoffen om alles en iedereen te voeden op talloze planeten, sterren, melkwegstelsels, en universa.

De kracht en betekenis van Tao en De

Tao is de Ultieme Schepper die voortdurend talloze planeten, sterren, melkwegstelsels en universa creëert. Moeder Aarde is slechts één planeet. Tao creëert ook mensen, dieren, alles en iedereen. Dit is een van de belangrijkste oude wijsheden. Het kan in één zin worden samengevat:

Tao creëert en voedt talloze planeten, sterren, melkwegstelsels en universa, en alles en iedereen, ook de mens.

Tao is de universele principes en wetten. Gezondheid heeft een Tao. Relaties hebben een Tao. Zaken en financiën hebben een Tao. Onderwijs heeft een Tao. Elk aspect van het leven heeft een Tao.

Tao is De Weg van al het leven.

De, als Tao shen kou yi en Bron voedingsstoffen, voedt alles en iedereen.

Tao en De zijn in alles en iedereen. Er is een oude filosofie en wijsheid die zegt:

shun Dao chang, ni Dao wang, 順道昌, 逆道亡

Dit betekent *volg Tao, bloei; ga tegen Tao in, eindig*. Alles en iedereen op talloze planeten, sterren, melkwegstelsels en universa volgt van nature dit principe. Veel mensen beseffen dit misschien niet.

Samengevat: Tao is de Ultieme Schepper. De is Tao voedingsstoffen. Tao creëert en De voedt.

Tao is de universele principes en wetten. Tao is De Weg van al het leven. Tao is onzichtbaar. Lao Zi legde in Dao *De Jing* duidelijk uit dat Tao niet gezien, gehoord of aangeraakt kan worden. Volg Tao, bloei. Ga tegen Tao in, eindig.

Dit is om iedereen te leren dat, of men het zich nu wel of niet realiseert of wel of niet gelooft in Tao: als de Ultieme Bron *leidt* Tao de mensheid, alles en iedereen. De als Bron voedingsstoffen, *voedt* de mensheid, alles en iedereen.

Ik heb Tao- en De-wijsheid en principes toegepast om duizenden ontroerende resultaten te creëren voor heling, harmonieuze relaties en bloeiende financiën. We hebben wetenschappelijk onderzoek gedaan bij meer dan zeshonderd proefpersonen om de effectiviteit en eenvoud van

Tao De service aan te tonen. (Enkele van onze onderzoeks-resultaten worden gepresenteerd in hoofdstuk elf.) Tao Kalligrafie Transformatieve Kunst is een van onze belang-rijkste hulpmiddelen voor heling en transformatie. Ik zal de Tao Kalligrafie Transformatieve Kunst uitleggen en je leiden in de oefening, zodat je de kracht en betekenis er-van kunt ervaren en de voordelen kunt ontvangen.

6

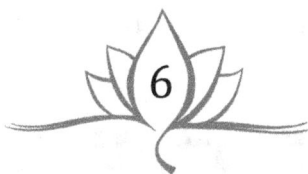

Chinese kalligrafie

D E OUDST BEKENDE schriftelijke verslagleggingen in China dateren uit de Shang Dynastie (1600–1046 v. Chr.), met name uit de regeerperiode van keizer Wu Ding in ongeveer de 13e eeuw v. Chr. In het paleis van de keizer werden de gegevens bijgehouden door inkervingen op de onderkant van schilden van schildpadden en op ossenbotten. Deze werden ook gebruikt door waarzeggers en zelfs door de keizers zelf om voorspellingen te doen; vandaar dat ze ook wel "orakelbotten" worden genoemd. De ingekerfde symbolen kunnen worden beschouwd als het oudst bekende Chinese karakterschrift en de moeder van al het latere Chinese schrift.

Chinese kalligrafie is de kunst van het schrijven van Chinese karakters. Samen met de schilderkunst is het een van de belangrijkste oude Chinese kunsten, die tijdens de Dong Han 东汉 (Oostelijke Han) Dynastie (25–220 na Chr.) bekendheid en respect verwierf.

Afbeelding 5 hieronder toont iets van de evolutie en verschillende stijlen van de Chinese kalligrafie voor zes Chinese basiskarakters, van boven naar beneden: ri 日 (*zon*), yue 月 (*maan*), shan 山 (*berg*), tian 田 (*veld*), huo 火 (*vuur*), en shui 水 (*water*).

甲骨文 Jiǎ Gǔ Wén	金文 Jīn Wén	小篆 Xiǎo Zhuàn	隸書 Lì Shū	楷書 Kǎi Shū	行書 Xíng Shū	草書 Cǎo Shū

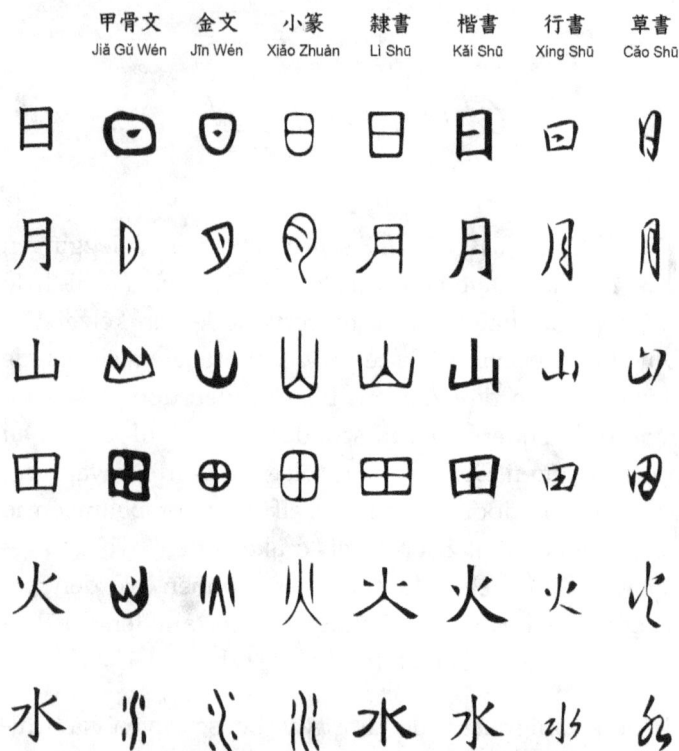

Afbeelding 5. Evolutie en stijlen van zes
Chinese basiskarakters in Chinese kalligrafie

Jia gu wen is het schrift dat gebruikt werd voor orakelbotten.

Jin wen ("metalen schrift") werd gegraveerd op rituele bronzen vaten en andere voorwerpen, voornamelijk van de 13e eeuw v. Chr. tot 770 v. Chr.

Xiao zhuan is het kleine zegelschrift dat door de Qin Dynastie rond 213 v. Chr. werd gestandaardiseerd. Het is een vereenvoudigde vorm van da zhuan, het grote zegelschrift dat in de Zhou Dynastie van ca. 11e eeuw v. Chr. tot 256 v. Chr. werd gebruikt. Da zhuan, ook wel zhou wen genoemd, is rechtstreeks uit jin wen ontstaan.

Li shu ("klerikaal schrift") werd rond 200 v. Chr. vereenvoudigd uit xiao zhuan ("klein zegelschrift") en werd het officiële schrift in de Han Dynastie.

Kai shu is de "gewone schrift"stijl van de Chinese kalligrafie, van ca. 250 na Chr. Tot volle wasdom gekomen rond de 7e eeuw na Chr., is het tot op heden het meest gebruikte hanzi 汉字 (Chinees karakter) kalligrafieschrift. Het wordt ook vaak gebruikt in gedrukte publicaties.

Xing shu is de "lopende schrift"stijl van de Chinese kalligrafie, uit de 4e eeuw na Chr.

Cao shu is de cursieve schriftstijl van de Chinese kalligrafie, letterlijk "grasschrift", uit de 7e eeuw na Chr.

Afbeelding 6 toont dezelfde zes tekens in Tao Kalligrafie. Ik zal Tao Kalligrafie, Tao Bron Transformatieve Eenheidskunst, in het volgende hoofdstuk uitleggen.

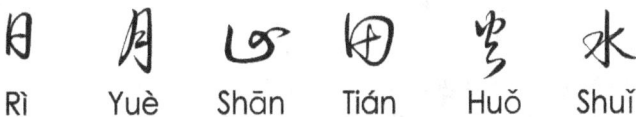

日	月	ᗱ	田	火	水
Rì	Yuè	Shān	Tián	Huǒ	Shuǐ

Afbeelding 6. Zes Chinese basiskarakters
in Tao Eenheids-Kalligrafie

De Chinese kalligrafie is door haar evolutie en vernieuwing door de eeuwen heen een unieke beeldende kunst geweest die altijd charme heeft uitstraald. De technieken en de filosofie van de oude Chinese kalligrafie hadden een sterke invloed op de Chinese schilderkunst. De twee werden zelfs in veel werken samengesmolten tot één geheel.

De ontwikkeling van Chinese karakters (hanzi) gedurende drieëeenhalf millennium is een vitaal element van de Chinese kalligrafie. Deze kunstvorm werd gecreëerd en ontwikkeld als een integraal onderdeel van de Chinese cultuur en vereerd als een van de belangrijkste en meest prestigieuze kunsten in de cultuur. Daarom kunnen we zeggen dat Chinese karakters een van de fundamentele elementen van de Chinese cultuur zijn.

Dat de Chinese kalligrafie gebaseerd is op Chinese karakters onderscheidt haar van andere kalligrafieën. De Chinese kalligrafie is een expressieve kunst die oorspronkelijk ontstond tijdens de Qin 秦 (221–207 v. Chr.) en Han 汉 (206 v. Chr.–220 na Chr.) dynastieën. De Chinese kalligrafie wordt geprezen als "poëzie zonder taal of woorden, dansen zonder beweging, schilderen zonder beeld, en muziek zonder geluid." De historicus R. Dawson heeft het prachtig beschreven:

De gedrukte karakters zijn als figuren op een Victoriaanse foto, die stijfjes in de aandacht staan; maar de met penseel geschreven karakters dansen over de bladzijden met de gratie en vitaliteit van het ballet. De prachtige vormen van de Chinese kalligrafie werden in feite vergeleken met natuurlijke schoonheden, en elke

streek werd geacht geïnspireerd te zijn door een natuurlijk voor-
werp en de energie te hebben van een levend wezen. Bijgevolg
zochten de Chinese kalligrafen inspiratie door naar natuurver-
schijnselen te kijken.

De Chinese kalligrafie vertegenwoordigt de uitgebreide wijsheid, kennis en diepgaande geleerdheid van de Chinese geschiedenis en cultuur. Het is het symbool of de signatuur van de Chinese natie geworden.

7

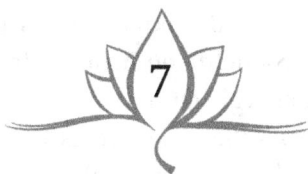

Wat is Tao Kalligrafie?

IK LEERDE TAO KALLIGRAFIE van wijlen Professor Li Qiuyun, die les gaf aan de Universiteit van Toronto. Zij werd door de Verenigde Naties geëerd als wereldwijde autoriteit op het gebied van de Chinese taal. Zij studeerde in China bij Tai Shi 太师, de "hoogste hofleraar" van de familie van de laatste keizer van China.

Professor Li was de enige lijnhouder van een unieke stijl van Chinese kalligrafie met de naam yi bi zi 一笔字, wat *één-penseelstreek-karakter* betekent. In het traditionele gewone schrift (zie ook de kai shu voorbeelden in afbeelding 5 op pagina 58), worden sommige karakters geschreven met twintig, zelfs dertig of meer afzonderlijke tekens. In yi bi zi wordt elk karakter, ongeacht het aantal afzonderlijke tekens, in één ononderbroken penseelstreek geschreven. Zelfs hele zinnen die uit meerdere karakters bestaan, kunnen in één ononderbroken penseelstreek worden geschreven.

Ik was zeer vereerd dat ik Professor Li's enige lijnhouder mocht worden. Nadat ik yi bi zi had geleerd, bracht ik Tao Bronkracht in mijn yi bi zi kalligrafieën voor healing en transformatie. De Tao Bronkracht, inclusief Bronfrequentie en vibratie, Bronliefde en licht en de meest positieve Broninformatie, energie en materie, verandert de yi bi zi kalligrafie tot Tao Kalligrafie. Professor Li stond volledig achter de Tao Kalligrafie en maakte samen met mij een documentaire.

Nu kan ik Tao Kalligrafie duidelijk uitleggen. Tao Kalligrafie is Transformatieve Kunst gevormd vanuit Bron Eenheid. Tao Kalligrafie creëert en bevat een Tao Bronveld. Tao is aanwezig in alles en iedereen.

Een Tao Kalligrafieveld bevat:

- De kracht van Tao, de Ultieme Schepper en Bron

- Bronliefde en licht. *Liefde lost alle blokkades op. Licht heelt en transformeert al het leven.*

- Bronfrequentie en vibratie, die negatieve frequentie en vibratie voor al het leven kan transformeren

- Bron meest positieve informatie, energie en materie, die negatieve informatie, energie en materie kan transformeren voor al het leven

- Bron oneindige mogelijkheden

- Bron hoogste kracht van ziel boven materie. *De ziel kan dingen laten gebeuren. Tao heeft de grootste kracht om dingen te laten gebeuren.*

- Een Bronveld om negatieve velden in al het leven te transformeren.

Daarom noem ik Tao Kalligrafie "Bron Transformatieve Eenheidskunst", "Tao Kalligrafie Transformatieve Kunst" en meer.

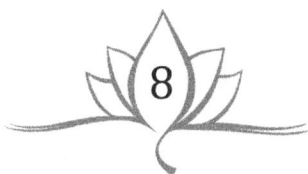

Tao Kalligrafie Transformatieve Kunst bevat de Tien Grootste Kwaliteiten voor transformatie en verlichting van elk aspect van het leven

IN DE INLEIDING heb ik shu yi zai Dao uitgelegd, wat betekent dat *kalligrafie wordt gebruikt als instrument om Tao te bevatten.* Hoe doet Tao Kalligrafie dit? Tao Kalligrafie Transformatieve Kunst vanuit Bron Eenheid bevat de tien grootste kwaliteiten, die tien Tao kwaliteiten zijn. Deze tien grootste kwaliteiten kunnen al het leven transformeren, inclusief gezondheid, relaties, financiën en de spirituele reis.

Hoe werkt Tao Kalligrafie? In één zin gezegd:

Tao Kalligrafie Transformatieve Kunst bevat een veld vanuit de Ultieme Schepper en Bron dat al het leven kan transformeren, inclusief gezondheid, relaties, financiën en de spirituele reis.

Gebruik het Veld van Tao Kalligrafie Transformatieve Kunst voor het helen van het fysieke lichaam.

Gebruik het Veld van Tao Kalligrafie Transformatieve Kunst voor het helen van het emotionele lichaam.

Gebruik het Veld van Tao Kalligrafie Transformatieve Kunst voor het helen van het mentale lichaam.

Gebruik het Veld van Tao Kalligrafie Transformatieve Kunst voor het helen van het spirituele lichaam.

Gebruik het Veld van Tao Kalligrafie Transformatieve Kunst voor het transformeren van alle soorten relaties.

Gebruik het Veld van Tao Kalligrafie Transformatieve Kunst voor het transformeren van financiën en bedrijf.

Gebruik het Veld van Tao Kalligrafie Transformatieve Kunst voor het verlichten van de spirituele reis.

Gebruik het Veld van Tao Kalligrafie Transformatieve Kunst voor het helen, transformeren en verlichten van elk aspect van het leven.

Ik wil graag een hartverwarmend verhaal delen over David Meltzer, een bekend spreker, auteur en ondernemer, en de voordelen die hij heeft ontvangen van het gebruik van het Veld van Tao Kalligrafie Transformatieve Kunst.

Geniet van deze korte video:

Zoals David in de video vertelt, heeft hij in zijn leven veel succes geboekt. Hij was multimiljonair toen hij dertig was en werd de CEO van 's werelds meest bekende sport-agentschap, dat de inspiratie en het model was voor de film "Jerry Maguire".

Ondanks al het succes van David lag geluk buiten zijn bereik. Na het doorstaan van ernstige persoonlijke uitdagingen, zegt David dat hij een waardevolle les heeft geleerd: je kunt geen liefde of geluk kopen.

David en ik ontmoetten elkaar zo'n tien jaar geleden via onze wederzijdse boekenagent, Bill Gladstone. David deelde zijn eerste reactie na zijn ontmoeting met mij:

Ik was uiterst sceptisch. Ik vertegenwoordigde de grootste atleten, beroemdheden en entertainers in de wereld, mensen die de spirit van uitmuntendheid in zich droegen. Er was veel voor nodig om mijn aandacht te trekken als het ging om trilling, frequentie of licht. Maar toen ik Dr. en Master Sha ontmoette, wist ik dat er iets speciaals was. Er was een spirit van uitmuntendheid en daar wilde ik bij in de buurt zijn.

Ik gaf David twee Tao kalligrafieën en gaf hem de opdracht deze tien minuten per dag te volgen. David deed dit toegewijd en zijn leven begon te veranderen:

Mijn leven is drastisch veranderd: mijn gezondheid, mijn relaties, mijn perspectief, mijn denkwijze. Soms weet ik niet eens waar de wijsheid en de verlichting vandaan komen. Mensen die me al jaren kennen, geven commentaar als ze naar de toespraken en de boeken en tv-programma's kijken en naar alle dingen waar ik bij betrokken ben, en zeggen: "Wanneer ben jij zo slim geworden? "

Ook al is er geen logica of reden die je zou vertellen dat je leven zou veranderen door een kunstwerk op je muur te volgen, toch werken ze. Ik kan je zeggen dat ik niet weet hoe het werkt. Maar ik stap zo'n tweehonderd dagen per jaar in een vliegtuig en ik weet nog steeds niet hoe een vliegtuig vliegt, maar elke keer als ik in een vliegtuig stap, heb ik er vertrouwen in dat het veiliger is dan met de auto naar huis rijden. Ik heb vertrouwen in die kalligrafieën. Mijn leven is in alle opzichten exponentieel beïnvloed: van gezondheid, geluk, rijkdom tot waardigheid. Wat kun je nog meer wensen?

Mensen komen naar me toe en zeggen: "Meneer Meltzer, wat kan ik doen om mijn leven te veranderen?" Het eerste wat ik ze vertel is om 'dank je wel' te zeggen voordat ze naar bed gaan en als ze wakker worden. Het volgende wat ik ze vertel te doen is een kalligrafie zien te krijgen van Master Sha en die te volgen. Beide nemen niet veel tijd in beslag en beide hebben mijn leven meer beïnvloed dan iets anders wat ik ooit heb gedaan.

David Meltzer's oorspronkelijke wens en verzoek was financiële overvloed. Hij ontving enorme financiële overvloed binnen achttien maanden na het ontvangen en volgen van de Tao Kalligrafie *Dao Ye Chang Sheng* 道業昌盛 (*Tao carrière bloeit*) en hij is meer en meer blijven ontvangen. Hij legde echter ook uit dat hij veel meer heeft ontvangen dan financiële overvloed: verbeterde harmonie binnen het gezin, geïnspireerde wijsheid, de mogelijkheid om zijn grootste droom om de mensheid te dienen waar te maken—dit alles en nog veel meer heeft zijn leven totaal veranderd.

Ik heb dit boek geschreven om jou en de hele mensheid te dienen door middel van Tao Kalligrafie. Ik zou heel graag zien dat de hele mensheid voordeel heeft van Tao Kalligrafie. Dit is het eerste boek in mijn Tao Kalligrafie serie. Ik zal snel nog veel meer boeken schrijven. Zie pagina 181 voor de eerste tien boeken die ik met de mensheid wil delen in deze boekenreeks.

Tao Kalligrafie Bron Eenheid Transformatieve Kunst bevat Tao eigenschappen en Tao kracht. Het bevat de tien grootste kwaliteiten en krachtvelden van Tao:

1. Da Ai 大愛—Grootste Liefde

2. Da Kuan Shu 大宽恕—Grootste Vergeving

3. Da Ci Bei 大慈悲—Grootste Compassie

4. Da Guang Ming 大光明—Grootste Licht

5. Da Qian Bei 大谦卑—Grootste Nederigheid

6. Da He Xie 大和谐—Grootste Harmonie

7. Da Chang Sheng 大昌盛—Grootste bloei

8. Da Gan En 大感恩—Grootste Dankbaarheid

9. Da Fu Wu 大服务—Grootste Dienstbaarheid

10. Da Yuan Man 大圆满—Grootste Verlichting

Ik zal elk van deze Tien Da (*grootste*) kwaliteiten nader toelichten.

Da Ai—Grootste Liefde:
Lost alle blokkades op en transformeert al het leven

Ik ontving vier speciale zinnen over Da Ai, Grootste Liefde, van de Bron:

yi shi da ai   一施大愛
wu tiao jian ai   无条件愛
rong hua zai nan   融化灾难
xin qing shen ming   心清神明

一施大愛 yi shi da ai
Geef eerst de grootste liefde aan de mensheid en alle zielen
Yi betekent *eerst*. Shi betekent *geven*. Da betekent *grootste*.
Ai betekent *liefde*.

无条件愛 wu tiao jian ai
Onvoorwaardelijke liefde
Wu betekent *niet*. Tiao jian betekent *voorwaarde*.

融化灾难 rong hua zai nan
Lost alle rampen, beproevingen en uitdagingen op
Rong hua betekent *oplossen*. Zai nan betekent *rampen, beproevingen en uitdagingen*.

心清神明 xin qing shen ming
Het hart is zuiver en rein en ziel, hart en geest zijn verlicht
Xin betekent *hart*. Qing betekent *zuiver en rein*. Shen betekent *ziel, hart en geest*. Ming betekent *verlicht*.

Eeuwenoude spirituele wijsheid leert ons dat het hart de geest en de ziel huisvest. Lichamelijke ziekten zijn het ge-

volg van vervuiling van het spirituele hart, waaronder hebzucht, woede, gebrek aan wijsheid in handelingen, spraak
en gedachten, twijfel, ego, verlangen naar roem of geld, jaloezie, concurrentie, strijdlustige aard, en nog veel meer.
Deze en andere vormen van vervuiling in het spirituele
hart zijn de ware oorzaak van ziekte in het lichaam. Miljoenen mensen zijn zich hiervan bewust. Miljoenen mensen
zijn zich hier misschien niet van bewust. Dus om lichamelijke ziekte te transformeren en ook om relaties en financiën
te transformeren, moet men zijn spirituele hart transformeren. Het spirituele hart transformeren is het verwijderen
van spirituele hartvervuiling, dat zijn blokkades in het spirituele hart.

Xin qing, een zuiver en rein hart, is een spiritueel hart dat
gezuiverd is van vervuiling of blokkades.

Shen ming is een verlichte ziel, hart, en geest.

Xin qing shen ming is eerst de blokkades in het spirituele
hart zuiveren. Dan kan de verlichting van iemands ziel,
hart en geest volgen.

Wat is verlichting? Verlicht zijn is bewust zijn - in het bijzonder, je bewust zijn van de universele waarheden en
deze te verwezenlijken en te belichamen. Bewustzijn is begrijpen dat Tao Bron de Ultieme Schepper is die hemel,
aarde, en ontelbare planeten, sterren, melkwegstelsels en
universa creëert. Tao Bron is De Weg van al het leven.

Miljoenen mensen zijn op zoek naar zielsverlichting, wat betekent dat ze dit bewustzijn bereiken. Miljoenen mensen zijn misschien niet op zoek naar verlichting. Mensen realiseren zich misschien niet dat xin qing shen ming—het reinigen en zuiveren van het spirituele hart en het verlichten van de ziel, het hart en de geest—zou kunnen helpen bij het genezen van vele ziekten, het oplossen van vele relationele en financiële uitdagingen, en het boeken van enorme vooruitgang op de spirituele reis.

Hoe kan men xin qing shen ming bereiken? Gebruik positieve informatie, energie en materie, wat een positief veld is, om het negatieve veld van allerlei vormen van spirituele hartvervuiling te transformeren.

Tao Kalligrafie creëert en bevat een Bronveld dat alle soorten spirituele vervuiling kan transformeren. Daarom kan Tao Kalligrafie het hele leven transformeren, inclusief gezondheid, relaties, financiën en de spirituele reis, en uiteindelijk iemand helpen de verlichting van ziel, hart en geest te bereiken.

Samengevat zeggen de vier speciale zinnen over Da Ai ons:

yi shi da ai	*Geef eerst de grootste liefde aan anderen en de mensheid*
wu tiao jian ai	*Onvoorwaardelijke liefde*
rong hua zai nan	*Lost alle rampen en uitdagingen op*
xin qing shen ming	*Reinig en zuiver het hart, verlicht de ziel, het hart en de geest*

Da Ai is de basis van de Shi Da 十大. Shi betekent *tien*. Da betekent *grootste*. Shi Da of Tien Da zijn de tien grootste kwaliteiten en krachtvelden van Tao Bron.

Da Ai is de grootste liefde. De grootste liefde is onvoorwaardelijke liefde. De grootste liefde is onbaatzuchtige liefde. Onvoorwaardelijk liefhebben is liefhebben zonder er iets voor terug te verwachten. Het is makkelijker gezegd dan gedaan. Maar het is mogelijk. Denk aan het leven van een mens. Ouders geven liefde aan hun baby. Over het algemeen geven ouders hun baby onvoorwaardelijke liefde.

Onvoorwaardelijke liefde geven is totaal liefhebben vanuit je hart en ziel, zonder er iets voor terug te vragen. Hoe kun je onvoorwaardelijke liefde geven aan anderen en aan de mensheid? De sleutel is om "ik, ik, ik" te verminderen. Het is heel moeilijk voor een egocentrisch of egoïstisch persoon om onvoorwaardelijke liefde te geven.

Denk aan de hemel, de aarde, de zon en de maan. Vragen zij iets terug voor hun voeding, voorziening, warmte, licht en meer? Het zijn allemaal onvoorwaardelijke dienaren met onvoorwaardelijke liefde.

Miljoenen mensen eren Moeder Maria. Miljoenen mensen eren verschillende heiligen en boeddha's. Moeder Maria en andere zeer hoge heiligen en boeddha's dragen onvoorwaardelijke liefde in zich. Zij hebben ontelbare hartverwarmende, ontroerende en wonderbaarlijke resultaten gecreëerd door genezing en transformatie in elk aspect van het leven. Daarom draagt Da Ai, grootste en onvoorwaardelijke liefde, ongelooflijke kracht in zich om het hele leven te transformeren, inclusief gezondheid, relaties, financiën en de spirituele reis.

In dit boek introduceer ik verder een nieuwe manier om Da Ai, grootste en onvoorwaardelijke liefde, in je te dragen en te gebruiken. Deze nieuwe manier is de Tao kalligrafie *Da Ai*. Wanneer ik de Tao kalligrafie *Da Ai* schrijf, verbind ik mij met Tao Bron. Tao Bron brengt Bronliefde, die de grootste liefde is, in de kalligrafie. Daarom bevat de *Da Ai* Tao kalligrafie een Bronveld van grootste liefde. Zie afbeelding 7.

Denk aan de wijsheid die ik eerder heb gedeeld: welk aspect van het leven dan ook transformeren, betekent een positief veld gebruiken om een negatief veld te transformeren. Het hoogste positieve veld van Tao Bron, dat aanwezig is in Tao Kalligrafie, heeft een ongelooflijke kracht om elk aspect van het leven te transformeren.

Honderden mensen hebben zich online verzameld om mijn schrijven van de Tao kalligrafie *Da Ai* te ervaren. Terwijl ik deze Tao kalligrafie schrijf, vraag ik mijn topleraar, Master Francisco Quintero, om een spirituele reading te doen:

Terwijl Master Sha zich voorbereidt om de Tao kalligrafie Da Ai te schrijven, maakt hij contact met Tao Bron en vele heiligen en boeddha's in de spirituele sferen. Dan, als Master Sha zijn penseel op het papier zet, begint elk van deze wezens zijn liefde en licht in de Tao kalligrafie te brengen. Terwijl Master Sha doorgaat met schrijven, wordt het licht steeds helderder en vormt dan een veld van licht dat alle kanten uitstraalt. De kalligrafie verandert steeds meer van gewone kunst naar transformatieve kunst. Het is een Bron healingveld geworden. De kalligrafie straalt helder goud licht uit. De frequentie en vibratie zijn zo zuiver. Ze hebben een Eenheidsveld gevormd, dat de onvoorwaardelijke liefde bevat van ontelbare heiligen en boeddha's en de onvoorwaardelijke liefde van Tao Bron.

Deze Da Ai *Tao kalligrafie heeft zo'n hoge vibratie dat ze onmiddellijk blokkades begint op te ruimen voor eenieder van ons die toekijkt hoe Master Sha de kalligrafie creëert. De liefde en het licht voeden onze systemen, organen en cellen, spoelen door de ruimtes in ons lichaam en door letterlijk elke cel. We ontvangen een enorme reiniging van onze shen qi jing. Deze Tao kalligrafie is diep helend en transformerend voor ons allemaal. Het raakt mijn hart diep om deze beelden vanuit de spirituele sferen waar te nemen. Deze kalligrafie is bovennatuurlijke kunst.*

Nu vraag ik iedereen die ik online heb verzameld om heling te vragen voor één gebied van hun lichaam en dat kan het fysieke, emotionele of mentale lichaam zijn. Je kunt vragen om een lichaamssysteem, een orgaan, een deel van het lichaam of een aandoening. De aandoening kan fysiek, emotioneel of mentaal zijn, zoals hoge bloeddruk, migraine, Covid-19, depressie, woede, keelpijn, schouderpijn, negatief denken, een cyste, een tumor of kanker.

Dan vraag ik iedereen om te beginnen met het toepassen van de Zes Krachttechnieken, te weten Lichaamskracht, Zielenkracht, Geestkracht, Klankkracht, Ademkracht en Tao Kalligrafiekracht. Ik nodig de lezer uit om samen met ons te oefenen door de volgende instructies te volgen:

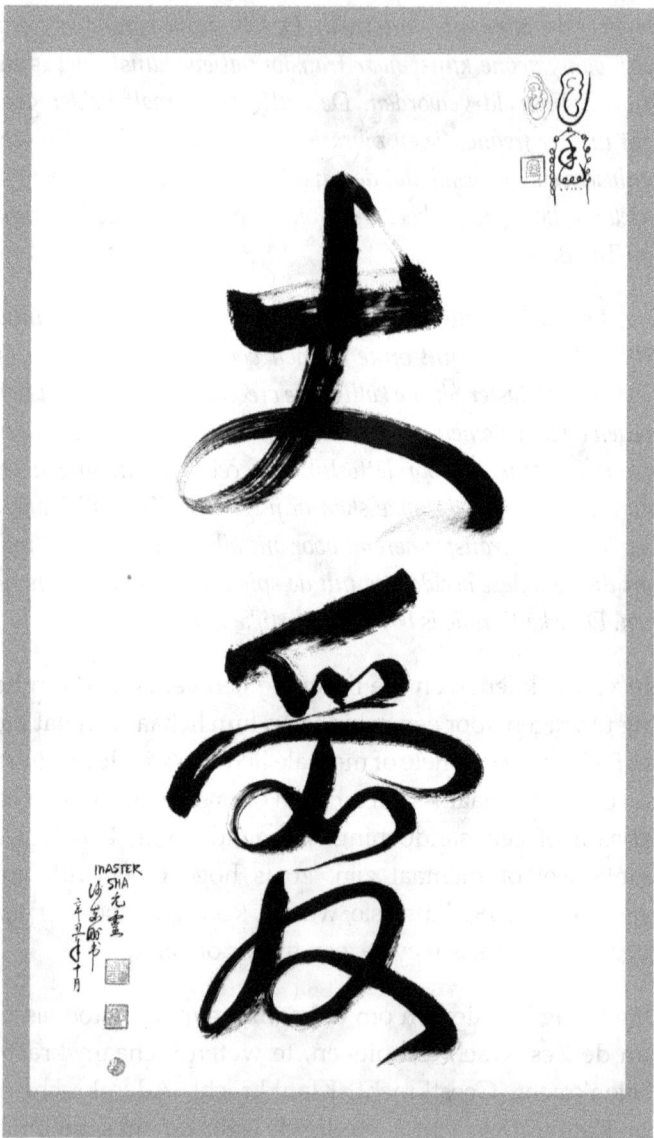

Afbeelding 7. Tao kalligrafie *Da Ai* (Grootste Liefde)

Pas de Zes Krachttechnieken toe.

Lichaamskracht (gebruik van lichaams- en handposities voor healing)

Zit rechtop. Houd je voeten plat op de grond. Leg één hand op je navel. Leg de andere hand op dat deel van je lichaam waarvoor je om heling en transformatie vraagt. Bijvoorbeeld, voor schouderpijn, leg één hand op de pijnlijke schouder.

Zielenkracht (soulfulness of 'ziel boven materie' soulhealingtechniek, die ik Zeg Hallo Healing en Transformatie heb genoemd)

Er zijn twee manieren om "hallo" te zeggen: hallo zeggen tegen innerlijke zielen en hallo zeggen tegen zielen buiten je.

"Zeg Hallo" tegen innerlijke zielen:

> *Lieve shen qi jing* (of ziel, hart, geest, energie en
> materie) *van mijn* _____ (noem het systeem,
> orgaan, deel van het lichaam, of aandoening
> waarvoor je healing vraagt),
> *Ik hou van je.*
> *Jij hebt de kracht om jezelf te helen.*
> *Doe je best.*
> *Dank je.*

"Zeg Hallo" tegen zielen buiten je:

Lieve het Veld van Tao Kalligrafie Transformatieve Kunst
  Da Ai,
Ik hou van je, eer je, en waardeer je.
Jij bent het Tao Bron meest positieve veld.
Jij kunt het negatieve veld van mijn _____ (zeg je
  verzoek nog eens) *transformeren.*
Heel en transformeer alsjeblieft mijn _____ (herhaal
  je verzoek).
Dank je.

Herhaal de Zeg Hallo techniek voor innerlijke zielen en zielen buiten je nog een keer.

In feite is er geen tijdslimiet voor het herhalen van de Zeg Hallo soul-healing techniek. Al tientallen jaren hebben duizenden ontroerende verhalen van over de hele wereld de kracht van de Zeg Hallo Healing en Transformatie-techniek bewezen. Ik heb twee van deze verhalen gedeeld op blz. 13–15.

Ademkracht

Leven is inademen en uitademen. Als je niet ademt, is er geen leven. Het is net als het hart dat klopt. Als het hart niet klopt, is er ook geen leven.

We weten allemaal dat wanneer iemand inademt, het lichaam zuurstof ontvangt en opneemt. Wanneer iemand uitademt, wordt kooldioxide uit het lichaam afgevoerd. Elke cel in het lichaam heeft zuurstof nodig om voedings-stoffen om te zetten en energie op te wekken. Met elke ademhaling wordt het leven van elke cel gevoed en in stand gehouden. Kooldioxide is een afvalproduct van het celmetabolisme. De cellen geven kooldioxide af en het bloed transporteert het naar de longen, waar het wordt afgevoerd bij elke uitademing.

Ik wil graag een eeuwenoude geheime ademhalingstechniek voor healing en transformatie met je delen. Het heet "xi qing hu zhuo" 吸清呼浊.

Xi betekent *inademen*. Qing betekent *positieve informatie, energie en materie*. Hu betekent *uitademen*. Zhuo betekent *negatieve informatie, energie en materie*.

Zoals ik al zei, alles en iedereen bestaat uit shen qi jing. De shen qi jing van alles en iedereen creëert een veld. De Tao kalligrafie *Da Ai* creëert en bevat shen qi jing van de Bron. Daarom bevat de Tao kalligrafie *Da Ai* een Bronveld.

De Tao kalligrafie *Da Ai*, Grootste Liefde, die onvoorwaardelijke liefde is, draagt onmetelijke kracht in zich om negatieve shen qi jing, wat een negatief veld vormt, te transformeren. Wanneer mensen zich verbinden met het Tao kalligrafie *Da Ai* veld, kunnen sommigen onmiddellijk transformatie voelen. Anderen kunnen meer tijd nodig hebben om zich beter te voelen.

Ik ga door met de live demonstratie online voor honderden mensen. Ieder van hen, ook jij, beste lezer, heeft een verzoek gedaan voor healing en transformatie van een aspect van het fysieke, emotionele of mentale lichaam. Laten we nu samen verder oefenen.

Volg mijn instructies:

Ademkracht en Tao Kalligrafiekracht samen met Geestkracht (creatieve visualisatie) en Klankkracht (chanten van speciale boodschappen, klanken, of mantra's)

Open het boek bij afbeelding 7. Adem diep in. Terwijl je inademt, ontvang je de positieve frequentie en vibratie en de positieve informatie, energie en materie van het Tao kalligrafie *Da Ai* veld. Visualiseer dit als gouden licht dat binnenkomt in het gebied waar je om herstel hebt gevraagd door de Zielenkracht hierboven in te zetten.

Adem nu uit. Terwijl je uitademt, chant je *Da Ai* (uitgesproken als *daah aai*). Dit is Klankkracht. Het positieve veld van de Tao kalligrafie *Da Ai* zal je helpen het negatieve veld van je verzoek te transformeren en los te laten, ongeacht of het nu gaat om verlichting van pijn, een ontsteking, cyste of tumor, kanker, of een andere fysieke ziekte of aandoening, woede, angst, bezorgdheid, of een ander emotioneel probleem, of een mentaal probleem zoals negatief denken of slechte concentratie.

Dit is de eeuwenoude xi qing hu zhuo speciale ademhalingstechniek met de toevoeging van Tao Kalligrafiekracht. We ademen het Tao kalligrafie *Da Ai* meest positieve veld in en ademen het negatieve veld uit dat verband houdt met ons verzoek.

Ik begeleid honderden mensen live om deze oefening ongeveer twintig minuten samen te doen. Doe het nu ook alsjeblieft, zodat ook jij de kracht van het Veld van Tao

Kalligrafie Transformatieve Kunst kunt ervaren. Ik zeg altijd: *Als je wilt weten of een peer zoet is, proef hem dan. Als je de kracht van het Tao Kalligrafieveld wilt leren kennen, ervaar het dan.*

Oefening

Verbind je met het Tao kalligrafie *Da Ai* veld in afbeelding 7.

Adem in. Visualiseer dat het gouden licht het Tao kalligrafie *Da Ai* veld brengt naar het gebied waarvoor je om zelfheling en transformatie hebt gevraagd.

Adem het negatieve veld uit, dat is negatieve informatie, energie en materie, uit het gebied van je verzoek terwijl je *Da Ai* chant.

Ga hier ongeveer twintig minuten mee door.

Adem in.

Adem uit …

Hoe voel je je?

Hier zijn enkele resultaten die deelnemers aan mijn live bijeenkomst deelden na deze twintig minuten durende oefening:

Hernieuwde energie, helderheid en vastberadenheid

Ik ben acupuncturist aan de prachtige kust van de Noordwestkust van de Stille Oceaan in Oregon, V.S., en geef leiding aan een kliniek die diensten verleent aan mensen met chronische pijn en andere gezondheidsaandoeningen. Ik ben getrouwd met mijn geweldige partner Dan. Mijn hobby's zijn tijd doorbrengen met mijn dierbaren, wandelen in de natuur en vrijwilligerswerk doen, zoals daklozen helpen. Ik hou van lezen, knutselen, koken en zwemmen.

Toen ik in 2015 in aanraking kwam met Master Sha's ziel boven materie technieken, was ik overweldigd. Ik begon ze onmiddellijk te integreren in mijn kliniek en ze toe te passen bij een aantal van mijn cliënten. Ik merkte dat die cliënten veel sneller reageerden op de behandelingen die ik hun gaf en ik werd verliefd op deze manier van werken.

Dankzij het werk dat Master Sha zo openlijk heeft gedeeld, ben ik in staat geweest om vele aspecten van mijn leven te helen waarvan ik niet wist dat het mogelijk was. Ik ben een goed opgeleide acupuncturist en deskundige diagnosticus. Ik ben opgeleid bij veel verschillende artsen en denkrichtingen als het gaat om acupunctuur en Chinese geneeskunde. Niets kon me echter voorbereiden op hoeveel effectiever acupunctuur is wanneer het gecombineerd wordt met Master Sha's technieken.

Master Sha gaf onlangs een groepshealing op afstand met een Da Ai (Grootste Liefde) Tao kalligrafie die hij net had geschreven. Voorafgaand hieraan voelde ik me uitgeput en mentaal wat zwaar. Na de healing voelde ik een grote mate van bevrijding en lichtheid. De symptomen die ik had waren verdwenen en ik voelde me als hernieuwd. Deze Da Ai healing hielp me de zaken volledig om te keren en gaf mij een hernieuwde staat van energie, helderheid en vastberadenheid.

Ik kan mijn dankbaarheid niet genoeg uitdrukken voor wat ik met Tao Kalligrafie Transformatieve Kunst heb ervaren. Het is ongelooflijk dat dit zo snel transformeerde in een kwestie van minuten! Ik dank u uit de grond van mijn hart voor deze wonderbaarlijke healing.

—James Carter

Ongekende kracht voor herstel en transformatie

Ik ben getrouwd, heb geen kinderen, ben gepensioneerd zakelijk leider van een multinational en ben nu meditatieleraar, spiritueel healer en auteur met publicaties op zijn naam.

Vandaag nam ik deel aan een healing event met Tao Kalligrafie Transformatieve Kunst van Master Sha, die een ongekend krachtige Da Ai Tao kalligrafie schreef. Mijn ogen waren erg vermoeid omdat het voor mij het einde van de dag was. Ik had een zware hoofdpijn; de pijn was 8–9 op een schaal van 1–10. Ik had zeer hevige pijn en ik kronkelde en draaide letterlijk om de pijn van me af te schudden. Ik sloot mijn ogen en bleef in het hoogfrequentieveld van licht, terwijl Master Sha een xi qing hu zhuo (inademen van het positieve Tao kalligrafie Da Ai veld, uitademen van het negatieve veld van mijn hoofdpijn) zelfhelingsoefening met de Da Ai Tao kalligrafie met ons deed.

Na de healingsessie was mijn ernstige hoofdpijn helemaal weg! De snelheid en kracht van de healing en transformatie die Tao Kalligrafie Transformatieve Kunst brengt zijn verbluffend!

Dank u, Master Sha, voor uw vrijgevigheid. Ik ben zo dankbaar voor Tao Kalligrafie Transformatieve Kunst.

—E. O.

Zeer diepe opschoning transformeert angst

Ik heb vele jaren in verschillende steden aan het strand van Los Angeles County gewoond, vijf jaar in San Francisco, Californië, en daarna in Princeton, New Jersey. Sinds 2006 woon ik in Bucks County, Pennsylvania, ten noorden van Philadelphia langs de Delaware River. Veel historische boerderijen, stenen huizen, open ruimte en een groeiend aantal meergezinswoningen.

Ik heb een aantal verschillende loopbanen gehad, waaronder het plannen en ontwerpen van evenementen voor beurzen en kleinere events, twee zakelijke partnerschappen, en de verkoop en marketing van woongemeenschappen voor senioren. Ik ben een ingewijde interreligieuze predikant en onlangs gecertificeerd als doula voor het levenseinde.

Als jong kind was ik al op een spiritueel pad, sterk beïnvloed door mijn grootmoeder. Ik beoefende verschillende meditaties, EFT (Emotional Freedom Technique) met groot succes gedurende enkele maanden vóór mijn scheiding, en deed spirituele oefeningen, waaronder vier jaar van diepe vergevingsoefeningen, voordat ik hoorde van Master Sha.

Woorden kunnen de vrede en de voeding niet uitdrukken die ik ontving toen Master Sha een zegening gaf met de Da Ai Tao kalligrafie die hij net had geschreven tijdens een online healing event. Ik vroeg om een healing om de ongebalanceerde emotie angst te transformeren, omdat ik veel angst heb gehad in verband met mijn financiën.

Tijdens de meditatie en de ademhalingsoefening in het Da Ai veld van Tao Kalligrafie Transformatieve Kunst, voelde ik zacht stralende warmte in mijn nieren en langs mijn ruggen-graat omhoog gaan naar de basis van mijn nek. Ik zag vage beel-den met mijn spirituele kanalen, waaronder veel kristallen licht, en voelde kleine trillingen over mijn hele lichaam.

Na de healingsessie keek ik naar mijn bankrekeningsaldo en mijn hart was rustig. Geen trillingen in mijn hart of maag zoals ik had ervaren, dus ik weet dat dit een heel diepe opschoning van blokkades voor mij was. Ik ben zo dankbaar.

—Judy Sato

Revolutionaire hoogfrequentie healing voor de mensheid

Ik ben een vijfenvijftigjarige social media-expert, consultant, trainer, spreker en heb een eigen bedrijf. Ik woon in Gaaden, Oostenrijk, een klein stadje in de buurt van Wenen, met drie katten genaamd San San, Seeker Rose, en Gracie Sophie. Gracie is van Andrea, een goede vriendin die bij mij inwoont. We wo-nen op het rustige platteland aan de rand van een nationaal park met een bos en een meer in de buurt. We genieten van de natuur en houden ervan om na het werk te wandelen en te rennen in het bos om te ontspannen.

Ongeveer vier maanden geleden kreeg ik problemen met mijn lever en galblaas, die begonnen met pijn in mijn galblaasmeri-diaan die uitstraalde naar mijn rug en helemaal naar de rechter-kant van mijn been. Mijn lever werd ook erg gevoelig bij aanraking.

Door de dagelijkse pijn in mijn lever (die meestal 6–8 was op een schaal van 1–10), had ik voortdurend spanning in mijn lichaam. Mijn lichaam bewegen was ongemakkelijk en met de koele winterlucht nam de pijn toe als ik naar buiten ging. Ik had pijn in mijn onderrug en in mijn rechterbeen tot aan mijn knie, waardoor ik niet kon sporten. Terwijl ik normaal graag wandel en ren, werd mijn bewegingsvrijheid beperkt en kwam ik aan in gewicht door gebrek aan beweging. 's Nachts kon ik niet op mijn rechterzij slapen omdat dat pijn veroorzaakte in mijn zeer gevoelige lever. Ik werd ongeduldig en een beetje gefrustreerd door mijn toestand. Ik probeerde de pijn te verminderen door mijn eetgewoonten te veranderen, maar dat had geen effect.

Ik ben zo dankbaar dat ik de gelegenheid had om een healing van de Da Ai *Tao kalligrafie Transformatieve Kunst te ontvangen van Master Sha tijdens een recent event. We deden "xi qing hu zhuo" in- en uitademingsoefeningen met de kracht van het veld van de* Da Ai *Tao kalligrafie, die Master Sha net had geschreven. Binnen een uur was mijn pijn tot nul gereduceerd! Dit is een ongelooflijk krachtige transformatie in zo'n korte tijd. Ik ben zo blij dat ik weer vrij kan bewegen en sporten zonder pijn.*

Ik kan u niet genoeg bedanken, Master Sha, voor het brengen van deze revolutionaire hoogfrequentie healing naar de mensheid.

—Natascha Ljubic

Ik heb deze oefening met het Tao kalligrafie *Da Ai* veld nog twee keer online geleid tijdens de daaropvolgende twee dagen. Na het voltooien van alle drie de dagen met oefeningen, zijn hier enkele aanvullende verslagen die we hebben ontvangen.

Mijn hart smolt in absolute vrede

Ik woon in Oregon met mijn man en werkte op de onderhouds-afdeling van een groot productiebedrijf. Ik ben nu met pensioen.

Ik worstelde met problemen die negatieve emoties veroorzaakten toen Master Sha vorige week tijdens een speciaal event een healing aanbood met zijn Veld van Da Ai Tao Kalligrafie Trans-formatieve Kunst. Ik vroeg om heling van mijn emotionele hart en voelde mijn hart smelten in een staat van absolute vrede.

Wat me in het begin van streek maakte, was niet langer relevant. Ik ben zo dankbaar voor deze heling door Tao Kalligrafie Trans-formatieve Kunst.

—Patricia LeClair

Onverwachte voordelen

Ik ben een vijfenzestigjarige gepensioneerde IT-analist die woont in de San Francisco Bay Area in Californië. Ik ben alleen-staand en heb één volwassen dochter. Ik ben gefascineerd door de natuur, de schone kunsten en persoonlijke groei. Ik heb vele oude tradities bestudeerd en vind het heel fijn om de wijsheid en oefeningen ervan met anderen te delen. Mijn favoriete plekken zijn Mt. Shasta, Hawaii, Sedona, en Big Sur. Ik gedij op onge-repte plekken. Tijdens de zomerzonnewende van 2021 heb ik een spirituele retraite gehouden op en rond Mt. Shasta.

Op 13 januari 2022 ontving ik een healing van Master Sha's Da Ai Tao kalligrafie die hij schreef tijdens een live webcast event. Ik voelde me over het algemeen meer ontspannen. Mijn gedachten werden rustiger. Ik werd slaperig.

Wat ik niet verwachtte was de ontspanning en de grotere harmonie die ik ervoer in mijn nek en kaak. Ik voelde een stilte, een stilte in mijn lichaam. Hoewel dit voor veel mensen heel gewoon lijkt, is het voor mij zeldzaam. Ik ben dankbaar dat ik de kans heb gekregen om deze prachtige overdracht van het Tao Bron healingveld te ontvangen.

—Jeffrey Remis

Prachtig resultaat voor droge, pijnlijke ogen

Ik ben zesenzestig jaar en woon in een kleine stad in het zuidwesten van Duitsland. Ik heb verschillende banen gehad, meestal vele uren per dag kijkend naar een computerscherm. Ik ben gescheiden, heb geen kinderen en drie zussen en een broer.

Ik heb zeer droge en pijnlijke ogen, waardoor werk en dagelijks leven ongemakkelijk, stressvol en vaak erg moeilijk zijn. Soms zijn mijn ogen extreem vermoeid en kan ik niets lezen. Mijn oogprobleem is een gevolg van zware medicijnen die ik twee jaar geleden heb genomen.

Tijdens een inleidend event voor Tao Kalligrafie Transformatieve Kunst enkele dagen geleden, creëerde Master Sha een nieuwe Tao kalligrafie Da Ai en gaf ruimhartig een healing aan alle deelnemers voor een verzoek naar keuze. Hij begeleidde ons met bepaalde ademhalingsoefeningen met het Veld van Tao Kalligrafie Transformatieve Kunst. Ik vroeg healing voor mijn ogen omdat ze erg droog en pijnlijk waren door te veel computerwerk.

Tijdens de healing en de ademhalingsoefeningen voelde ik kalmerende vloeistof en licht in mijn ogen komen en ze ontspanden voor het eerst in weken. Het voelde zo goed. Na afloop voelde ik energie bewegen, niet alleen in mijn ogen maar in mijn hele lichaam. De volgende ochtend werd ik fris wakker en kon nog steeds de verbetering van mijn ogen voelen.

Het is nu bijna een week geleden en mijn ogen zijn vermoeid, maar lang niet zo erg als voor de Da Ai healing. Ze zijn ook lang niet meer zo droog als ze waren. Dit is een prachtig resultaat waar ik zeer dankbaar voor ben.

Ik zal blijven oefenen en deelnemen aan meer healingevents van Tao Kalligrafie Transformatieve Kunst.

Dank u.

—I. L.

Het Tao kalligrafie *Da Ai* veld kan elk aspect van het leven transformeren op een manier die alle begrip te boven gaat. Gebruik alsjeblieft het Tao kalligrafie *Da Ai* veld in afbeelding 7. Er is geen tijdslimiet. Da Ai is de grootste healer voor alle soorten ziekte, inclusief ziekte in het fysieke lichaam, emotionele lichaam, mentale lichaam en spirituele lichaam. Da Ai kan alle soorten relaties transformeren. Da Ai kan je financiën en bedrijf transformeren. Da Ai kan je hart en ziel openen.

Zoals je hebt gelezen, begeleidde ik honderden mensen drie dagen online bij de xi qing hu zhuo ademhalingsoefening in het Tao kalligrafie *Da Ai* veld gedurende ongeveer twintig minuten per dag. Dit veld is aan jou en de mensheid gegeven in afbeelding 7. Ik wens je toe te oefenen en grote voordelen te ontvangen en dan deze speciale oefening te delen met je dierbaren.

Voor Da Ai, de eerste van de Tien Da grootste kwaliteiten, sluit ik af met één zin:

Da Ai, Grootste Liefde, die onvoorwaardelijke liefde is, lost alle blokkades op in elk aspect van het leven.

Da Kuan Shu—Grootste Vergeving:
Brengt innerlijke vreugde en innerlijke vrede

Ongeveer zes jaar geleden, toen ik op een avond in Los Angeles was om onderricht en healing te geven, ontving ik de speciale zinnen vam de Bron voor Shi Da, wat *Tien Grootste* betekent.

De speciale zinnen die ik ontving voor Da Kuan Shu, Grootste Vergeving, zijn:

er da kuan shu	二大宽恕
wo yuan liang ni	我原谅你
ni yuan liang wo	你原谅我
xiang ai ping an he xie	相愛平安和谐

二大宽恕 er da kuan shu
De tweede van de Tien Da is de grootste vergeving

Er betekent *tweede*. Da betekent *grootste*. Kuan shu betekent *vergeving*.

我原谅你 wo yuan liang ni
Ik vergeef jou
Wo betekent *ik*. Yuan liang betekent *vergeven*. Ni betekent *jou*.

你原谅我 ni yuan liang wo
Jij vergeeft mij

相愛平安和谐 xiang ai ping an he xie
Liefde, vrede, harmonie
Xiang ai betekent *liefde*. Ping an betekent *vrede*. He xie betekent *harmonie*.

De grootste vergeving is onvoorwaardelijke vergeving. Vergeving is een van de belangrijkste geheimen voor genezing. Mensen realiseren zich misschien niet dat veel ziektes en veel financiële en relatie-uitdagingen het gevolg zijn van woede, depressie, angstige spanning, zorgen, verdriet, angst en andere emotionele en mentale onbalans in iemands relaties. *Vergeving brengt innerlijke vreugde en innerlijke vrede.* Door anderen te vergeven brengen we onze emoties in balans en brengen we rust in onze geest. Daarom is vergeving een van de gouden sleutels voor genezing.

Denk aan je familie of je werkplek. Misschien zijn er relationele problemen tussen je familieleden of je collega's. Misschien heb je zelf relatieproblemen met een familielid of een collega. Als familieleden en collega's elkaar werkelijk onvoorwaardelijk vergeving zouden kunnen schenken, zouden hun relatieproblemen met elkaar snel opgelost kunnen worden.

De vier speciale zinnen voor Da Kuan Shu, Grootste Vergeving, zeggen ons:

er da kuan shu	*De tweede is grootste vergeving*
wo yuan liang ni	*Ik vergeef jou*
ni yuan liang wo	*Jij vergeeft mij*
xiang ai ping an he xie	*Liefde, vrede, harmonie*

Als je deze speciale zinnen opvolgt—*ik vergeef jou. Jij vergeeft mij. Breng liefde, vrede en harmonie*—wanneer je boos bent op anderen of anderen boos zijn op jou, dan zal de boosheid verdwijnen. Helaas kunnen veel mensen elkaar niet vergeven. Zij kiezen ervoor om ruzie te maken of terug te vechten. Er zijn allerlei manieren om negatief te reageren. Ik zou graag meer van Lao Zi's grote wijsheid willen delen. In het laatste hoofdstuk van *Dao De Jing*, hoofdstuk eenentachtig, leert Lao Zi: "Tian zhi dao, li er bu hai; ren zhi dao, wei er bu zheng." Dit betekent dat *de aard van de Hemel en de Hemelse regels het belang aangeven om anderen te helpen en niet te schaden; de menselijke manier en regels geven het belang aan om anderen te helpen en niet met anderen te vechten.*

Stel, familielid "A" en familielid "B" hebben problemen met elkaar. Als ze blijven vechten of ruzie maken, zullen de uitdagingen nooit worden opgelost. Ze kunnen steeds erger worden. Maar als "A" oprecht zijn excuses aanbiedt aan "B" en "B" oprecht zijn excuses aanbiedt aan "A" en zij elkaar vergeven, dan kan hun relatie snel veranderen in een relatie van liefde, vrede en harmonie.

Miljoenen mensen geloven in Jezus. Toen Jezus zei: "Je bent vergeven," vertegenwoordigde hij de Divine om iemands fouten te vergeven. Daarna vonden er wonderbaarlijke genezingen plaats van blinden, melaatsen, verlamden en meer, waaronder ook genezingen op afstand.

Wat heeft Jezus gedaan? Hij zond positieve informatie via de boodschap "Je bent vergeven". Deze positieve informatie bevat divine en hemelse liefde, vergeving en licht. Het transformeerde onmiddellijk de negatieve informatie, energie en materie van de persoon en creëerde een wonder.

Het Tao Kalligrafieveld bevat ook positieve informatie, energie, en materie, die negatieve informatie, energie, en materie kan transformeren voor gezondheid, relaties, financiën, de spirituele reis en elk aspect van het leven.

Om het in één zin samen te vatten:

**Da Kuan Shu, Grootste Vergeving,
wat onvoorwaardelijke vergeving is, brengt
liefde, vrede en harmonie in elk aspect van het leven.**

Beoefen de grootste vergeving. De resultaten kunnen ongelooflijk zijn.

Da Ci Bei—Grootste Compassie:
Verhoogt energie, uithoudingsvermogen, vitaliteit en immuniteit en verjongt

De derde Tien Da grootste kwaliteit is Da Ci Bei, Grootste Compassie. De speciale zinnen die ik van de Bron ontving voor Grootste Compassie zijn:

san da ci bei   三大慈悲
yuan li zeng qiang   愿力增强
fu wu zhong sheng   服务众生
gong de wu liang   功德无量

三大慈悲 san da ci bei
De derde grootste kwaliteit is de grootste compassie
San betekent *derde*. Da betekent *grootste*. Ci bei betekent *compassie*.

愿力增强 yuan li zeng qiang
Verhoogt en versterkt wilskracht
Yuan li betekent *wilskracht*. Zeng betekent *vermeerderen*. Qiang betekent *sterk*.

服务众生 fu wu zhong sheng
Dien de mensheid
Fu wu betekent *dienen*. Zhong sheng betekent *mensheid*.

功德无量 gong de wu liang
Deugd is onmeetbaar
Gong de betekent *deugd*. Wu liang betekent *onmeetbaar*.

Als iemand op de spirituele reis onvoorwaardelijk liefde, zorg en hulp aan anderen geeft, registreert de hemel deze dienst. De hemel geeft dan hemelse bloemen aan deze persoon als beloning. Hemelse bloemen worden deugd genoemd. Deugd (*gong de* in het Chinees) kan elk aspect van het leven zegenen, onder andere voor herstel, harmonieuze relaties, florerende financiën en het verlichten van de spirituele reis.

san da ci bei	*De derde is grootste compassie*
yuan li zeng qiang	*Verhoogt en versterkt wilskracht*
fu wu zhong sheng	*Dien de mensheid*
gong de wu liang	*Deugd is onmeetbaar*

Compassie is een zeer belangrijke eigenschap voor ieder mens. Miljoenen mensen kennen Guan Yin, de boeddha van compassie. Zij is een universele moeder die over de hele wereld bekend is. Net als Jezus, heeft zij ontelbare levens op wonderbaarlijke wijze gered. In de oudheid bijvoorbeeld zagen vissers op de oceaan het weer plotseling veranderen. Er raasde een krachtige wind en vloedgolven deden de boot van de vissers kapseizen, waardoor ze in zee terechtkwamen. Eén visser was er zeker van dat hij zou verdrinken en sterven, maar hij dacht eraan de hemel aan te roepen: "Guan Yin, jiu ming 观音救命." Jiu betekent *redden*. Ming betekent *leven*. Guan Yin jiu ming betekent *Guan Yin, red mijn leven!* Na deze wanhopige oproep, zonk de visser in de oceaan en verloor het bewustzijn. Toen hij wakker werd, lag hij op de kust. Zijn leven was gered. Er zijn veel verhalen zoals deze. Daarom zijn er in Zuid-China veel grote standbeelden van Guan Yin gebouwd, en zijn er in China en over de hele wereld veel tempels gebouwd om Guan Yin's grootste compassie als een universele moeder te eren en te gedenken.

Andere verhalen over Guan Yin's wonderbaarlijke krachten komen van mensen die stadium vier uitgezaaide kanker hadden. Medisch gezien, hadden ze geen hoop. Maar
ze hadden eerbied voor en geloof in Guan Yin. Ze chantten non-stop *Na Mo Guan Shi Yin Pusa* 南无观世音菩萨. *Na
mo* betekent *eren*. Guan Shi Yin, Guan Yin's volledige
naam, betekent *zij die de kreten van het lijden van de mensheid
hoort*. Pusa betekent *bodhisattva*. Door de geschiedenis
heen zijn vele verhalen bekend dat deze mensen met kanker en anderen met aandoeningen zonder hoop op genezing, herstelden.

Guan Yin werd lang geleden een Boeddha, wat het hoogste bewustzijn en verlichting is. Dit is de hoogste verwor-
venheid op iemands spirituele reis. Guan Yin legde de
grootste gelofte af: "Als er één levend wezen is dat niet
verlicht is, zal ik de titel 'boeddha' niet gebruiken." Een
pusa, of bodhisattva, heeft een zeer hoog spiritueel niveau
bereikt, net onder het niveau van boeddha, vergelijkbaar
met de hoogste heilige in andere tradities. Een pusa heeft
niet het volledige, hoogste bewustzijn en verlichting bereikt, maar een pusa is nog steeds een heilige van hoog
niveau. Guan Yin noemt zichzelf een pusa vanwege haar
grote nederigheid en haar grootste gelofte.

Vandaag de dag is Guan Yin een begrip. Niet alleen Boed-
dhisten, maar letterlijk miljoenen mensen over de hele wereld van vele verschillende geloofssystemen en tradities
eren Guan Yin. Mensen houden zielsveel van haar en res-
pecteren haar. Zij is werkelijk een onvoorwaardelijke en
onbaatzuchtige dienaar. Zij is de Bodhisattva van Compassie die voor altijd in de harten en zielen van mensen leeft.

Compassie heeft de unieke kracht om energie, uithoudingsvermogen, vitaliteit en immuniteit te vergroten. Compassie verjongt. Compassie versterkt wilskracht. Compassie
heeft de grootste liefde. Compassie dient onvoorwaardelijk. Daarom is Da Ci Bei, Grootste Compassie, een van de
hoogste kwaliteiten in de Tien Da.

In één zin gezegd:

**Da Ci Bei, Grootste Compassie, wat onvoorwaardelijke
compassie is, verhoogt energie, uithoudingsvermogen,
vitaliteit en immuniteit, en brengt
verjonging in elk aspect van het leven.**

Da Guang Ming—Grootste Licht:
Heelt en transformeert al het leven

De speciale zinnen die ik ontving voor Da Guang Ming,
Grootste Licht, zijn:

si da guang ming	四大光明
wo zai dao guang zhong	我在道光中
Dao guang zai wo zhong	道光在我中
tong ti tou ming	通体透明

四大光明 si da guang ming
*De vierde van de tien grootste kwaliteiten is grootste licht en
transparantie*
Si betekent *vierde*. Da betekent *grootste*. Guang ming betekent *licht en transparantie*.

我在道光中 wo zai Dao guang zhong
Ik ben in het Tao Bronlicht
Wo betekent *ik*. Zai betekent *zijn bij*. Dao guang betekent
Tao Bronlicht. Zhong betekent *binnenin*.

道光在我中 Dao guang zai wo zhong
Tao Bronlicht is in mij
Dao guang betekent *Tao Bronlicht*. Zai betekent *zijn bij*. Wo
betekent *ik*. Zhong betekent *binnenin*.

通体透明 tong ti tou ming
Het hele lichaam is transparant
Tong betekent *geheel*. Ti betekent *lichaam*. Tou ming bete-
kent *transparant*.

Iedereen begrijpt dat wanneer je 's nachts een kamer bin-
nengaat, je het licht moet aandoen om te kunnen zien. Wetenschappers hebben aangetoond dat het menselijk
lichaam allerlei soorten licht uitstraalt. Dit licht is misschien
niet zichtbaar voor fysieke ogen. Maar het kan wel zichtbaar zijn voor speciale camera's of andere speciale instru-
menten. Het zou ook zichtbaar kunnen zijn voor sommige
mensen die zeer open spirituele kanalen hebben.

Da Guang Ming is het grootste licht van Tao Bron. Het
licht van Tao Bron is onzichtbaar, maar het bestaat. Da
Guang Ming verbindt zich met het Bronlicht. Dit licht kan
onze negatieve informatie, energie en materie transformeren. Het grootste licht bevat een deel van de meest positieve informatie, energie en materie, wat elk aspect van
het leven kan transformeren, inclusief gezondheid, relaties en financiën, en iemands spirituele reis kan verlichten.

si da guang ming   De *vierde is grootste licht*
wo zai Dao guang zhong   *Ik ben in het Tao Bronlicht*
Dao guang zai wo zhong   *Het Tao Bronlicht is in* mij
tong ti tou ming   *Het hele lichaam is transparant*

Stel je voor dat je in het Tao Bronlicht bent. Tao Bronlicht bevat Bron informatie, energie en materie, wat de zuiverste informatie, energie en materie is, en wat de negatieve informatie, energie en materie in elk aspect van het leven kan transformeren. Het samen chanten en visualiseren van deze vier regels is meer dan krachtig. De voordelen kunnen onvoorstelbaar zijn.

In één zin gezegd:

**Da Guang Ming, Grootste Licht,
heelt en transformeert elk aspect van het leven.**

Da Qian Bei—Grootste Nederigheid:
*Transformeert en voorkomt ego
om voortdurend te blijven groeien*

Ik ontving de volgende speciale zinnen voor Da Qian Bei, Grootste Nederigheid, van de Bron:

wu da qian bei   五大谦卑
rou ruo bu zheng   柔弱不争
chi xu jing jin   持续精进
shi qian bei   失谦卑
die wan zhang   跌万丈

五大谦卑 wu da qian bei
De vijfde van de tien grootste kwaliteiten is de grootste nederigheid
Wu betekent *vijfde*. Da betekent *grootste*. Qian bei betekent *nederigheid*.

柔弱不争 rou ruo bu zheng
Wees zacht, vriendelijk en niet strijdbaar; vecht niet, streef niet na en maak geen ruzie
Rou betekent *zacht en vriendelijk*. Ruo betekent *niet strijdbaar*. Bu Zheng betekent *niet vechten, strijden of ruzie maken*.

Er is een beroemde uitspraak: di shui chuan shi 滴水穿石, wat betekent dat *druppend water door een rots heen kan dringen*. Kong Zi, bekend als Confucius, de stichter van het Confucianisme, ontmoette Lao Zi, de auteur van *Dao De Jing*. Een van Lao Zi's belangrijkste leringen is rou ruo sheng gang qiang 柔弱胜刚强 (*zacht en week kan hard en stevig overwinnen*). Lao Zi opende zijn mond om Kong Zi zijn tong en ontbrekende tanden te laten zien en vroeg: "Wie houdt het langer vol? De tanden of de tong?" De tong is zacht maar houdt het veel langer vol dan de harde tanden.

持续精进 chi xu jing jin
Blijf krachtig vooruitgaan in elk aspect van het leven
Chi xu betekent *doorgaan met*. Jing jin betekent *krachtig vooruitgaan*.

失谦卑 shi qian bei
Verlies nederigheid
Shi betekent *verliezen*. Qian bei betekent *nederigheid*.

跌万丈 die wan zhang
Val oneindig diep
Sterven betekent *vallen*. Wan betekent *tienduizend*, wat in
het Chinees staat voor *oneindig* of *ontelbaar*. Zhang is een
lengtemaat, *ongeveer 3,3 meter.*

Wang Yang Ming was een beroemd filosoof en kalligraaf
in het begin van de zestiende eeuw in China. Een van zijn
beroemdste leringen is xin xue 心学, wat *hartstudie* betekent. Hij onderwees ook, "Ego is de grootste vijand in het
leven." Da Qian Bei, Grootste Nederigheid, is de sleutel
om ego op te lossen en te voorkomen dat het zich ontwik-
kelt. Ego kan elk aspect van het leven blokkeren, inclusief
gezondheid, relaties, bedrijf, financiën en de spirituele
reis. Ego kan ervoor zorgen dat men grote fouten maakt.
Het transformeren van ego is heel belangrijk om al het leven te transformeren.

In hoofdstuk negen van *Dao De Jing* schreef Lao Zi: fu gui
er jiao, zi yi qi jiu 富贵而骄, 自遗其咎. *Rijkdom, rang en trots
brengen rampen.*

wu da qian bei	*De vijfde is de grootste nederigheid*
rou ruo bu zheng	*Vriendelijk, zacht en niet strijdbaar;*
	vecht niet, streef niet na of maak geen
	ruzie
chi xu jing jin	*Ga voortdurend krachtig voorwaarts*
shi qian bei	*Nederigheid verliezen*
die wan zhang	*(is) oneindig diep vallen*

Tao is de Grootste Nederigheid. Tao schept alles en iedereen. Tao voedt alles en iedereen. Tao strijkt met niemand

of niets eer op. Tao is enorm krachtig. Tao is vriendelijk en zacht. Tao is niet hoorbaar, zichtbaar, voelbaar. Tao geeft ons een vrije wil. Tao komt niet tussenbeide, vecht niet, streeft niet na en maakt geen ruzie. Als we ons eenvoudigweg met Tao verbinden via het Tao Kalligrafieveld en Tao om een zegening vragen, zegent Tao ons onvoorwaardelijk. Daarom is Tao de grootste nederigheid.

In één zin gezegd:

> **Da Qian Bei, Grootste Nederigheid,**
> **voorkomt en transformeert ego in**
> **elk aspect van het leven.**

Da He Xie—Grootste Harmonie:
Het geheim van succes

Ik ontving vier speciale zinnen voor Da He Xie, Grootste Harmonie:

liu da he xie	六大和谐
san ren tong xin	三人同心
qi li duan jin	其利断金
cheng gong mi jue	成功秘诀

六大和谐 liu da he xie
De zesde van de tien grootste kwaliteiten is de grootste harmonie.
Liu betekent *zesde*. Da betekent *grootste*. He xie betekent *harmonie*.

三人同心 san ren tong xin
Drie mensen die hun harten met elkaar verbinden
San betekent *drie*. Ren betekent *persoon*. Tong betekent *sa-menvoegen*. Xin betekent *hart*.

其利断金 qi li duan jin
Hun kracht is als een scherp zwaard dat goud kan doorsnijden
Qi verwijst naar *de drie mensen die de harten met elkaar ver-binden*. Li betekent *scherp*. Duan betekent *snijden*. Jin bete-kent *goud*.

成功秘诀 cheng gong mi jue
Het geheim van succes
Cheng gong betekent *succes*. Mi jue betekent *geheim*.

Drie grote filosofieën en leringen vormen de kern van de Chinese cultuur: Taoïsme, Boeddhisme en Confucia-nisme. De theorie van de traditionele Chinese genees-kunde komt bijvoorbeeld voort uit de Taoïstische leer.

He xie, wat harmonie betekent, is een kernleer in het Tao-isme, het Boeddhisme, het Confucianisme en de traditio-nele Chinese geneeskunde. Een mens heeft bijvoorbeeld een lever, hart, milt, longen, nieren, hersenen en verschil-lende andere organen. Harmonie tussen al deze organen is de sleutel voor gezondheid.

Elke familie heeft harmonie nodig. Er is een oude uit-spraak: jia he wan shi xing 家和萬事興. Jia betekent *familie*. He betekent *harmonieus*. Wan betekent *tienduizend,* wat

staat voor *ontelbaar* of *alles*. Shi betekent *ding*. Xing betekent *bloeien*. Jia he wan shi xing betekent dat *een harmonieuze familie alles tot bloei brengt*.

Elk bedrijf en elke organisatie heeft harmonie nodig. Harmonie is het essentiële geheim voor gezondheid, relaties,
en succes in elk aspect van het leven.

Om bijvoorbeeld een bedrijf succesvol te laten zijn, zijn er
twee teams nodig: het fysieke team en een hemels team.
Wanneer er harmonie is binnen het fysieke team, is elke afdeling en vestiging in harmonie met elke andere afdeling
en vestiging, en zijn alle werknemers niet alleen in harmonie met elkaar, maar ook met de vele kwaliteiten van het
bedrijf, zoals de strategische visie, uitvoeringsplannen,
controles, marketing en nog veel meer. Harmonie is de
sleutel.

De geheime wijsheid voor succes voor een persoon, een familie, een organisatie, een bedrijf, een samenleving, een
stad, een land, Moeder Aarde en ontelbare planeten, sterren, melkwegstelsels en universa, is harmonie.

liu da he xie	De *zesde is grootste harmonie*
san ren tong xin	*Drie mensen die hun harten verenigen*
qi li duan jin	*Hun scherpte kan goud doorsnijden*
cheng gong mi jue	*Het diepgaande geheim en de sleutel tot*
	succes

Er is een eeuwenoude wijsheid die zegt: tian ren he yi 天
人合一. Tian betekent *het grotere universum, dat is het hemelse team*. Ren is *het kleine universum, dat is het menselijke*

team. He betekent *samenvoegen als*. Yi betekent *eenheid*. Tian ren he yi betekent dat *het hemelse team en het menselijke team één worden in de grootste harmonie*. Dit is het grootste geheim voor het grootste succes.

In één zin gezegd:

**Da He Xie, Grootste Harmonie,
is de sleutel tot succes in elk aspect van het leven.**

Da Chang Sheng—Grootste Bloei:
De motor voor verdere vooruitgang

Ik ontving de volgende speciale zinnen voor Da Chang Sheng, Grootste Bloei:

qi da chang sheng	七大昌盛
Dao ci ying fu	道赐盈福
xing shan ji de	行善积德
Dao ye chang sheng	道業昌盛

七大昌盛 qi da chang sheng
De zevende van de tien grootste kwaliteiten is de grootste bloei
Qi betekent *zevende*. Da betekent *grootste*. Chang sheng betekent *bloeiend* of *welvarend*.

道赐盈福 Dao ci ying fu
Tao Bron geeft enorme zegeningen en geluk in elk aspect van het leven
Dao is Tao Bron. Ci betekent *geven*. Ying Fu betekent *enorme zegeningen en geluk in elk aspect van het leven*.

行善积德 xing shan ji de
Doe vriendelijke dingen om deugd te vergaren
Xing betekent *handelen en doen*. Shan betekent *vriendelijk-heid*. Ji betekent *vergaren*. De betekent *deugd*.

道業昌盛 Dao ye chang sheng
Tao carrière bloeit
Dao is Tao Bron. Ye betekent *carrière*. Chang sheng bete-kent *bloeiend* of *welvarend*.

Tao is de Ultieme Schepper die alles en iedereen creëert, inclusief de mens. Tao is in alles en iedereen. Elk mens heeft Tao eigenschappen en kwaliteiten. De spirituele ver-vuiling van de mens, waaronder hebzucht, woede, gebrek aan wijsheid in activiteiten, handelingen, gedrag, spraak en gedachten; twijfel, ego en meer, blokkeert onze ge-zondheid, relaties, financiën en spirituele reis. Om in elk aspect van het leven tot bloei te komen, moet iedereen met Tao communiceren.

Je denkt misschien niet dat je weet hoe je met Tao moet communiceren. Tao is De Weg van al het leven. Wanneer je de Tao principes volgt in elk aspect van het leven, inclusief slapen, eten, kinderen opvoeden, studeren, werken, zaken doen en meer, *dan* communiceer je met Tao. Dan kan Tao enorme wijsheid en succes schenken in elk aspect van het leven.

Tao creëert en voedt alles en iedereen. Als je onvoorwaar-delijk dienstbaar bent, zul je veel meer ontvangen dan ie-mand die niet onvoorwaardelijk dient. Alleen door onvoorwaardelijk te dienen kan je carrière heel bloeiend zijn. Als je anderen dient, volg je de Tao principes. Dan is je carrière een Tao carrière. Als je anderen egoïstisch dient, is je carrière geen Tao carrière.

Hoe meer je Tien Da toepast in je beroep of bezigheid, hoe meer je werk tot bloei kan komen. Hoe meer je Tien Da toepast in je dagelijks leven, hoe meer elk aspect van je leven tot bloei kan komen.

qi da chang sheng	De *zevende is grootste bloei*
Dao ci ying fu	*Tao Bron geeft enorme zegeningen en geluk*
xing shan ji de	*wees vriendelijk om deugd te vergaren*
Dao ye chang sheng	*Tao carrière bloeit*

Tao creëert Hemel, Moeder Aarde en ontelbare planeten, sterren, melkwegstelsels en universa, inclusief de mens. Tao en De voeden alles en iedereen. Tao ci ying fu betekent dat *Tao enorme zegeningen en geluk schenkt in elk aspect van het leven*. Deze vier speciale zinnen voor Da Chang Sheng leren ons het geheim dat als iedereen zich werkelijk met Tao verbindt, Tao enorme zegeningen en geluk kan schenken.

In één zin gezegd:

Da Chang Sheng, Grootste Bloei, is de energie en ondersteuning om meer te dienen in elk levensaspect.

Da Gan En—Grootste Dankbaarheid:
De sleutel tot groei

Ik ontving de volgende speciale zinnen voor Da Gan En, Grootste Dankbaarheid:

ba da gan en   八大感恩
Dao sheng de yang   道生德养
zai pei ci hui   栽培赐慧
Dao en yong cun   道恩永存

八大感恩 ba da gan en
De achtste van de Tien Da kwaliteiten is de grootste dankbaarheid
Ba betekent *achtste*. Da betekent *grootste*. Gan En betekent *dankbaarheid*.

道生德养 Dao sheng de yang
Tao Bron creëert en voedt
Sheng betekent *creëert*. 'De' is de *shen kou yi* (handelingen, activiteiten, gedragingen, spraak, gedachten) *en deugd van Tao*. Yang betekent *voedt*.

栽培赐慧 zai pei ci hui
Tao Bron bevordert en schenkt wijsheid en intelligentie voor alles en iedereen
Zai pei betekent *bevorderen, groeien en onderwijzen*. Ci betekent *schenken*. Hui betekent *wijsheid*.

道恩永存 Dao en yong cun
Onze eer voor Tao zal eeuwig duren
En betekent *eer*. Yong cun betekent *voor altijd bestaan*.

Grootste dankbaarheid is een van de hoogste kwaliteiten die we kunnen hebben. Denk aan onze ouders die ons hebben opgevoed. Denk aan onze leraren op school—basisschool, middelbare school en universiteit. Denk aan onze leraren in ons beroep of beroepsgroep. Denk aan iedereen die onze wijsheid, kennis, liefde, compassie en meer heeft gevoed. Denk aan hen die een voorbeeld voor ons zijn geweest van hoe te handelen en te spreken. Denk aan hen die onze fouten hebben gecorrigeerd. Zonder hen allen zouden wij niet hebben kunnen groeien tot wie wij zijn. We mogen dankbaar zijn voor iedereen die ons in ons leven heeft geholpen. We mogen ook dankbaar zijn voor de lessen die we in ons leven hebben geleerd. De lessen die we leren maken ons wijzer, zodat we niet opnieuw dezelfde fouten zullen maken.

ba da gan en	*De achtste is grootste dankbaarheid*
Dao sheng de yang	*Tao creëert, deugd voedt*
zai pei ci hui	*Tao schenkt wijsheid aan allen*
Dao en yong cun	*Onze eer voor Tao zal voor altijd blijven*

Wie de grootste dankbaarheid koestert, zal in elk aspect van het leven vooruitgang boeken. Dankbaarheid mag uit het hart en de ziel komen. Dankbaarheid is zo belangrijk voor het leven.

Tao Bron creëert ons, voedt ons en schenkt ons wijsheid en genade om ons in staat te stellen in elk aspect van het leven te slagen. We kunnen de grootste dankbaarheid voor Tao en De niet genoeg uitdrukken. Daarom mag onze eer voor de gunsten, zegeningen en genade van Tao en De voor altijd in onze hart en ziel blijven.

In één zin gezegd:

Da Gan En, Grootste Dankbaarheid, is de sleutel voor sneller succes in elk aspect van het leven.

Da Fu Wu—Grootste Dienstbaarheid: *Het doel van het leven*

De speciale zinnen die ik ontving voor Da Fu Wu, Grootste Dienstbaarheid, zijn:

jiu da fu wu   九大服务
shi wei gong pu   誓为公仆
wu si feng xian   无私奉献
shang cheng fa men   上乘法门

九大服务 jiu da fu wu
De negende van de Tien Da's is de grootste dienstbaarheid
Jiu betekent *negende*. Da betekent *grootste*. Fu wu betekent *dienstbaarheid*.

誓为公仆 shi wei gong pu
Beloof een dienaar van de mensheid te zijn
Shi betekent *beloven*. Wei betekent *zijn*. Gong pu betekent *dienaar van de mensheid*.

无私奉献 wu si feng xian
Zet je onbaatzuchtig in voor anderen
Wu betekent *niet*. Si betekent *zelf*. Feng xian betekent: *ijverig en vol toewijding aan anderen geven*.

上乘法门 shang cheng fa men
De hoogste manier en poort naar heling, transformatie en
verlichting van iemands ziel, hart, geest en lichaam
Shang cheng betekent *hoogste*. Fa betekent *dharma*. Men
betekent *poort* of *deur*.

Het doel van het leven is dienen. Ik heb mijn leven aan dit
doel gewijd. Dienen is anderen gelukkiger en gezonder
maken. Dienen is anderen bekrachtigen en verlichten.

Een mens heeft een fysiek leven en een spirituele reis. Het
fysieke leven is beperkt. De spirituele reis is eeuwig. Het
fysieke leven is ons gegeven zodat we onze spirituele reis
kunnen dienen, wat het leven van onze ziel is.

Er zijn twee soorten dienstbaarheid en voordelen. De ene
is jezelf dienen om je eigen succes en verlichting te bereiken. De andere is het dienen van anderen om anderen te
helpen succesvol en verlicht te worden. Veel mensen denken dat het dienen van jezelf de prioriteit heeft. In feite is
het veel belangrijker om anderen te dienen, kracht te geven en te verlichten.

Waarom lijdt een mens? Spirituele wijsheid op hoog niveau legt uit dat iemand lijdt als gevolg van gehechtheid
of egocentrisme. Iemand kan alles waar hij aan denkt veranderen in denken aan zichzelf. Dit kan zich manifesteren
als hebzucht, woede, gebrek aan wijsheid in wat iemand
doet, zegt en denkt; twijfel, ego, concurrentie, jaloezie, een
vechtlustige aard en meer. Ik heb deze zaken al eerder
uitgelegd. Ik benadruk het nogmaals: Deze eigenschappen
van gehechtheid en egocentrisme zijn allemaal geestelijke

vervuiling in het hart en de ziel. Deze eigenschappen van gehechtheid zijn de kernoorzaak van alle uitdagingen op het gebied van gezondheid, relaties, financiën en de spirituele reis.

Om gezondheid, relaties, financiën en de spirituele reis te transformeren, is de sleutel minder "ik, ik, ik", minder egocentrisme en minder gehechtheid. Een zeer verlicht spiritueel wezen zou de toestand kunnen bereiken van het volledig verwijderen van "ik, ik, ik". Als men anderen onvoorwaardelijk en onbaatzuchtig kan dienen, zou elk aspect van het leven onvoorstelbaar getransformeerd kunnen worden. Ik deel graag het volgende eenzinsgeheim:

Anderen dienen is het "ik, ik, ik" verminderen; anderen onvoorwaardelijk dienen is het bereiken van geen "ik, ik, ik".

Guan Yin, de Compassie Boeddha, diende de mensheid en alle zielen onvoorwaardelijk miljoenen levens lang. Daarom is zij een universele moeder geworden. De Hemel en Tao gaven haar de eervolle titel van Qian Shou Qian Yan (*Duizend Handen, Duizend Ogen*) Da Ci Da Bei (*Grootste Compassie*) Jiu Ku Jiu Nan (*Mensen reddend van bitterheid en rampen*) Guang Da Yuan Man (*Grootste Verlichting*) Boeddha.

Als je je inzet om anderen onvoorwaardelijk te dienen, zullen anderen misschien niet verlicht worden, maar jij zou eerst verlicht kunnen worden.

Om je ziel te verlichten is onvoorwaardelijk dienen een *must*. Wat betekent het om onvoorwaardelijk te dienen? Onvoorwaardelijk dienen is dienen zonder "ik, ik, ik". Men moet onbaatzuchtig dienen, zonder "ik, ik, ik".

Shen kou yi is ons dagelijks leven. Shen betekent *activiteiten, handelingen en gedrag*. Kou betekent *spraak*. Yi betekent *gedachten*. Elke dag heeft iedereen shen kou yi. Kunnen we onze shen kou yi richten op het onvoorwaardelijk dienen van anderen? Onbaatzuchtig? Als dat zo is, zou je een opmerkelijke transformatie in je gezondheid, relaties en financiën kunnen krijgen en een onvoorstelbare verhoging voor de verlichtingsreis van je ziel.

jiu da fu wu	*De negende van de Tien Da kwaliteiten is grootste dienstbaarheid*
shi wei gong pu	*Beloof de mensheid te dienen*
wu si feng xian	*Zet je onbaatzuchtig in voor anderen*
shang cheng fa men	*De hoogste manier en poort naar verlichting*

Er is een universele wet die de Universele Wet van Universele Dienstbaarheid wordt genoemd. Deze begint met de volgende drie beweringen:

**Dien anderen een beetje,
ontvang een kleine beloning van Tao Bron.**

**Dien anderen meer,
ontvang meer beloning van Tao Bron.**

**Dien anderen onvoorwaardelijk,
ontvang onbeperkte beloning van Tao Bron.**

Het maakt niet uit wie je bent. Het maakt niet uit wat voor werk je doet. Denk er altijd aan om anderen gezonder, gelukkiger, krachtiger en verlicht te maken in wat je doet, in wat je zegt en in wat je denkt.

De mensheid heeft allerlei uitdagingen, onder andere op het gebied van gezondheid, relaties, financiën en de spirituele reis. De absolute sleutel voor dienstbaarheid is onbaatzuchtige dienstbaarheid of onvoorwaardelijke dienstbaarheid aan anderen, zonder "ik, ik, ik". Het is veel gemakkelijker gezegd dan gedaan.

Da Fu Wu, de grootste, onvoorwaardelijke en onbaatzuchtige dienstbaarheid, bevat daarom Tao informatie, energie en materie, die onze negatieve informatie, energie en materie kan transformeren, zodat wij anderen onvoorwaardelijk en onbaatzuchtig kunnen dienen.

In één zin gezegd:

**Da Fu Wu, Grootste Dienstbaarheid,
is het doel van het leven in elk opzicht.**

Da Yuan Man—Grootste Verlichting:
De ultieme verwezenlijking voor iemands leven

Tao Bron gaf me vier speciale zinnen voor Da Yuan Man, Grootste Verlichting:

shi da yuan man	十大圆满
ling xin nao shen yuan man	靈心脑身圆满
ren di tian Dao shen xian ti	人地天道神仙梯
fu wu xiu lian cai ke pan	服务修炼才可攀

十大圆满 shi da yuan man
De tiende van de Tien Da kwaliteiten is grootste verlichting
Shi betekent *tiende*. Da betekent *grootste*. Yuan man betekent *verlichting*.

靈心脑身圆满 ling xin nao shen yuan man
Verlichting van ziel, hart, geest en lichaam
Ling betekent *ziel*. Xin betekent *hart*, dat is de kern van het leven. (Dit is het spirituele hart, dat de ontvanger is van de informatie of boodschappen van de ziel. Een mens heeft een hart. Een huisdier heeft een hart. Heeft een berg een hart? Heeft een oceaan een hart? Heeft Moeder Aarde een hart? Het antwoord is "ja". Levende dingen hebben een hart. Levenloze dingen hebben ook een hart). Nao betekent *bewustzijn*. Shen betekent *lichaam*. Voor de verlichtingsreis verlicht je eerst de ziel. Verlicht dan het hart. Verlicht vervolgens de geest. Verlicht tenslotte het lichaam.

人地天道神仙梯 ren di tian Dao shen xian ti
Heiligen hebben vier belangrijke niveaus of stappen: Mens heilige, Moeder Aarde heilige, Hemel heilige en Tao heilige
Ren betekent *mens*. Di betekent *Moeder Aarde*. Tian betekent *Hemel*.

Dao is Tao Bron. Shen xian betekent *heiligen*. Ti betekent *trap*.

Wat is een heilige? Een heilige heeft bewustzijn bereikt. Bewustzijn betekent je gewaar zijn van de universele waarheden en de universele waarheden belichamen. Tien

Da is de hoogste universele waarheid. Tien Da is de natuur van Tao Bron. Bewustzijn heeft lagen. Daarom zijn er vier belangrijke niveaus van heiligen.

Ren xian 人仙 betekent *Mens heilige*. Een ren xian kan de omstandigheden van een mens transformeren. Menselijke heiligen hebben ook de fan lao huan tong 返老还童 conditie bereikt. Fan betekent *terugkeren*. Lao betekent *ouderdom*. Huan betekent ook *terugkeren* of *teruggaan naar*. Tong betekent *de staat van baby*. Fan lao huan tong betekent terugkeren *van ouderdom naar de zuiverheid en gezondheid van de staat van baby*. Het is ware verjonging.

Di xian 地仙 betekent *Moeder Aarde heilige*. De kwaliteit van een di xian is zeer hoog. Een di xian kan de omstandigheden van Moeder Aarde transformeren.

Tian xian betekent *Hemelse heilige*. Een tian xian heeft nog hogere vermogens die de Hemelse omstandigheden kunnen transformeren.

Dao xian 道仙 is een *Tao Bron heilige*, de hoogste heilige. Een Tao xian kan ontelbare planeten, sterren, melkwegstelsels en universa transformeren, omdat Tao de Ultieme Schepper en Bron is van ontelbare planeten, sterren, melkwegstelsels en universa.

De wijsheid van de vier niveaus van heiligen (ren xian, di xian, tian xian, Dao xian) is oude geheime Tao wijsheid. Wat is de kracht en betekenis van een ren xian, di xian, tian xian, of Dao xian te zijn? Hoe beklimmen de heiligen de trappen om steeds hogere niveaus te bereiken? Ik heb meer diepgaande oude wijsheid en geheime oefeningen gedeeld in drie boeken die ik over Tao heb geschreven.[4] Als je geïnspireerd bent om meer te leren over deze gevorderde realisatie van de ziel, lees ze dan en oefen ermee.

服务修炼才可攀 fu wu xiu lian cai ke pan
Onvoorwaardelijk dienen is de enige manier om de trappen van de Hemel en Tao op te gaan en een ren xian, di xian, tian xian, en Dao xian te worden
Fu wu betekent *dienstbaarheid*. Xiu betekent *zuivering*. Lian betekent *oefening*. Xiu lian betekent *zuiveringsoefening*. Fu wu xiu lian is *zuiveringsoefening in dienstbaarheid*, dat is onvoorwaardelijk dienen. Er zijn vele spirituele geloofssystemen. Elk spiritueel geloofssysteem onderwijst en doet xiu lian op zijn eigen manier. De essentie is hetzelfde. Cai betekent *alleen*. Ke betekent *in staat zijn*. Pan betekent *klimmen*.

Xiu lian kan in één zin worden uitgelegd:

Xiu lian is om de shen kou yi van een mens te zuiveren, inclusief activiteiten, handelingen, gedrag, spraak, en gedachten, tot de shen kou yi van een heilige.

---

[4] Zhi Gang Sha, *Tao I: The Way of All Life* (New York, New York/Toronto, Ontario: Atria Books/Heaven's Library Pub. Corp., 2010); *Tao II: The Way of Healing, Rejuvenation, Longevity, and Immortality* (New York, New York/Toronto, Ontario: Atria Books/Heaven's Library Pub. Corp., 2010); *Tao Classic of Longevity and Immortality: Sacred Wisdom and Practical Techniques* (Dallas, Texas/Richmond Hill, Ontario: BenBella Books/Heaven's Library Pub. Corp., 2018).

Wat is de shen kou yi van een mens? Menselijke shen kou yi komt voort uit gehechtheid en egocentrisme. In elk aspect van het leven is dit "ik, ik, ik" voorop stellen. Het doel van xiu lian is om egoïsme te zuiveren tot onbaatzuchtigheid. Ik kan niet genoeg benadrukken dat werkelijk zuiveren het verwijderen is van alle soorten van menselijke vervuiling, inclusief:

- tan 贪 *hebzucht*
- chen 嗔 *woede*
- chi 痴 *gebrek aan wijsheid in shen kou yi*
- yi 疑 *twijfel*
- man 慢 *ego*
- ming 名 *roem*
- li 利 *focus op geld en macht*
- zheng dou 争斗 *strijd*
- du ji 妒忌 *jaloezie*
- jing zheng 竞争 *competitie*
- en meer

Verwijder de bovengenoemde menselijke vervuiling om het niveau van een heilige te bereiken. Zuiver nog meer en dien onvoorwaardelijk om hogere en hogere niveaus van verlichting te bereiken.

shi da yuan man   *De tiende van de Tien Da kwaliteiten is grootste verlichting*

ling xin nao shen yuan man	*Verlichting van ziel, hart, geest en lichaam*
ren di tian Dao shen xian ti	*Heiligen hebben vier belangrijke niveaus of stappen: Mens heilige, Moeder Aarde heilige, Hemel heilige en Tao heilige*
fu wu xiu lian cai ke pan	*Onvoorwaardelijke dienstbaarheid is de enige manier om de trappen van de Hemel en Tao te beklimmen*

In één zin gezegd:

**Da Yuan Man, Grootste Verlichting,
is het uiteindelijke doel en verwezenlijking
van iemands spirituele reis en fysieke reis.**

ॐ ॐ ॐ

Shi Da, de tien grootste kwaliteiten, is de natuur van Tao Bron, evenals de Bron wijsheid en kracht om elk aspect van het leven te transformeren, inclusief gezondheid, relaties, financiën en de spirituele reis.

Tao Kalligrafie bevat een Bronveld, dat Bronliefde en licht omvat, Bronfrequentie en vibratie, Bron meest positieve informatie, energie en materie, Bron onbeperkte mogelijkheden en Bron hoogste kracht van ziel boven materie, die negatieve informatie, energie en materie in elk aspect van het leven kan transformeren.

In het volgende hoofdstuk zal ik je begeleiden om het Tao kalligrafie *Da Ai* veld te gebruiken om elk aspect van het leven te transformeren.

9

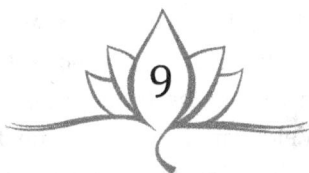

Tao Kalligrafieveld Transformatie

IK WIL GRAAG nogmaals benadrukken dat Tao:

- de Ultieme Schepper en Bron is

- Bron liefde en licht bevat

- Bron frequentie en vibratie bevat

- Bron meest positieve informatie, energie en materie bevat die elk aspect van het leven kan transformeren, waaronder gezondheid, relaties, financiën en de spirituele reis

- Bron oneindige vermogens bevat

- de hoogste ziel is die de hoogste kracht van 'ziel boven materie' bevat. Ziel boven materie is zielenkracht, wat betekent dat de ziel dingen kan laten gebeuren. Omdat Tao de Ultieme Schepper en Bron is, heeft Tao de hoogste zielenkracht om elk aspect van het leven te transformeren.

Kalligrafie is kunst.

Tao Kalligrafie is kunst gevormd vanuit Bron Eenheid. Deze kunst creëert en bevat ook een Tao Bronveld als een fysieke aanwezigheid van Tao op Moeder Aarde. In hoofdstuk elf zal Dr. Peter Hudoba enkele belangrijke bevindingen delen van medisch onderzoek dat hij heeft gedaan naar het Veld van Tao Kalligrafie Transformatieve Kunst om je te helpen begrijpen hoe effectief het Tao Kalligrafieveld is voor het transformeren van gezondheidsaandoeningen.

Tao kalligrafie *Da Ai* veld

In het vorige hoofdstuk deelde ik het Tao kalligrafie *Da Ai* veld dat ik creëerde in afbeelding 7. Ik vroeg je om twintig minuten lang met dit veld te oefenen met één verzoek. In dit hoofdstuk zal ik je begeleiden om het Tao kalligrafie *Da Ai* veld te gebruiken om gezondheid, relaties, financiën en de spirituele reis te transformeren.

Tao kalligrafie *Da Ai* veld voor gezondheid van het fysieke lichaam

Laten we de Zes Krachttechnieken toepassen.

Lichaamskracht

Lichaamskracht is het gebruik van lichaams- en handposities voor healing.

Ga rechtop zitten met je rug vrij van de leuning en je voeten plat op de grond. Leg één hand op je navel en de andere hand op dat deel van je lichaam waar je herstel, transformatie, preventie of verjonging wenst te ontvangen.

Zielenkracht

Zielenkracht is het toepassen van ziel boven materie of soulfulness door het aanroepen van innerlijke zielen in ons lichaam en uiterlijke zielen buiten ons lichaam. Meer dan vijftien jaar geleden heb ik Zielenkracht de naam "Zeg Hallo Healing en Transformatie" gegeven.

"Zeg Hallo" tegen innerlijke zielen:

> *Lieve ziel, hart, geest en lichaam (of shen qi jing) van mijn*
> _____ (noem het systeem, orgaan, deel of
> gebied van het lichaam, of lichamelijke
> gezondheidstoestand waarvoor je healing wenst[5]),
> *Ik hou van je, eer je en waardeer je.*
> *Jij hebt de kracht om jezelf te helen.*
> *Doe je best.*
> *Dank je.*

"Zeg Hallo" tegen zielen buiten je:

> *Lieve het Tao kalligrafie* Da Ai *veld,*
> *Lieve Tao Bron,*
> *Lieve Divine,*
> *Lieve al mijn spirituele vaders en moeders, engelen, gidsen,*
> *en beschermers,*
> *Ik hou van jullie, eer jullie, en waardeer jullie.*

---

[5] Bijvoorbeeld: mijn hart, mijn ademhalingsstelsel, mijn knieën, mijn onderrug, mijn hoge bloeddruk, mijn borstkanker, mijn migraine, enz. Elk fysiek systeem, orgaan, deel of gebied van het lichaam, pijn, cyste, tumor, ziekte of lichamelijke aandoening is prima.

Geef me alsjeblieft een healing voor mijn _____
   (herhaal je verzoek).
Ik ben erg dankbaar.
Dank jullie wel.

Als je om ziektepreventie of verjonging wilt vragen, vervang je "healing" door die woorden.

Ademkracht, Geestkracht, Klankkracht en Tao Kalligrafieveld-kracht

Ademkracht, Geestkracht, Klankkracht en Tao Kalligrafieveld-kracht zijn de overige vier van de Zes Krachttechnieken.

Voor Ademkracht zullen we de eeuwenoude geheime ademhalingsoefening gebruiken, genaamd xi qing hu zhuo 吸清呼浊 die ik in het vorige hoofdstuk heb geïntroduceerd (bladzijde 81). Onthoud dat xi qing betekent *positieve shen qi jing inademen* en hu zhuo betekent *negatieve shen qi jing uitademen*. We weten allemaal dat leven inademen en uitademen is. Adem zuurstof in en adem kooldioxide uit.

Wij combineren de Xi Qing Hu Zhuo Ademkrachttechniek met de kracht van het Tao Kalligrafieveld. Deze baanbrekende synergie is veel krachtiger dan de eeuwenoude ademhalingsoefening alleen, omdat het Tao Kalligrafieveld een hoogst positief shen qi jing veld (informatie energie materieveld) van de Bron is.

Xi qing is het inademen van de positieve informatie, energie en materie van het *Da Ai* Tao kalligrafieveld. Leg het

Da Ai Tao kalligrafieveld in afbeelding 7 voor je wanneer je in dit hoofdstuk de oefeningen doet die er gebruik van maken.

Combineer nu Ademkracht en Tao Kalligrafieveld-kracht met Geestkracht.

Terwijl je diep en langzaam inademt, visualiseer je dat gouden licht van het *Da Ai* Tao kalligrafieveld naar dat deel of gebied van het fysieke lichaam komt waarvoor je healing hebt gevraagd, en zich daar verzamelt. Dit gouden licht bevat de meest positieve informatie, energie en materie van het Tao kalligrafie *Da Ai* veld.

Voeg tenslotte Klankkracht toe.

Terwijl je uitademt, chant je *Da Ai* (uitgesproken als *daah aai*) en visualiseer je dat het gouden licht alle richtingen uitstraalt vanuit het gebied waarvoor je om healing verzocht en je hele lichaam vult, terwijl je negatieve informatie, energie en materie van je verzoek uitademt.

Blijf oefenen. Het is het beste om ten minste tien tot twintig minuten per keer te oefenen. Je kunt meerdere keren per dag oefenen. In feite is er geen tijdslimiet voor deze oefening. Voor chronische pijn en levensbedreigende aandoeningen kun je in totaal een tot twee uur per dag oefenen. De voordelen kunnen je begrip te boven gaan.

Tao kalligrafie *Da Ai* veld voor gezondheid van het emotionele lichaam

Iedereen kan de oefening voor herstel, transformatie, preventie en verjonging voor het fysieke lichaam toepassen. Bestudeer daarom het voorgaande, oefen goed en, het allerbelangrijkste, doe het!

Om de Zes Krachttechnieken te gebruiken voor gezondheid van het emotionele lichaam, dat wil zeggen om ongebalanceerde emoties te verminderen, op te lossen en te voorkomen, verander je eenvoudigweg de Geestkracht die in de vorige oefening werd gebruikt (voor gezondheid van het fysieke lichaam) als volgt:

Visualiseer voor woede dat het gouden licht zich verzamelt in en rond je lever terwijl je inademt, en het naar alle richtingen uitstraalt vanuit je lever terwijl je uitademt, waardoor negatieve shen qi jing wordt losgelaten.

Voor angst of depressie visualiseer je het gouden licht dat zich in en rond je hart verzamelt.

Voor het maken van zorgen visualiseer je dat het gouden licht zich in en rond je milt verzamelt.

Voor verdriet of rouw visualiseer je het gouden licht dat zich in en rond je longen verzamelt.

Voor angst visualiseer je dat het gouden licht zich in en rond je nieren verzamelt.

Voor andere ongebalanceerde emoties, zoals schuld of schaamte, visualiseer je het gouden licht dat zich in en rond je hart verzamelt.

Deze richtlijnen zijn gebaseerd op de Vijf Elementenleer van de traditionele Chinese geneeskunde. Ik zal later in dit hoofdstuk iets meer uitleggen over de Vijf Elementenleer.

Tao kalligrafie *Da Ai* veld voor gezondheid van het mentale lichaam

Voor het mentale lichaam kun je healing, transformatie of preventie wensen voor zaken als negatieve houdingen, negatieve gedachtepatronen, negatieve overtuigingen, ego, gehechtheden of een andere mentale conditie.

Volg het patroon van de oefening voor het fysieke lichaam eerder in dit hoofdstuk. Voor Geestkracht visualiseer je dat het gouden licht van het *Da Ai* Tao kalligrafieveld zowel naar het hart als de hersenen komt. Het hart huisvest de geest en de ziel.

Tao kalligrafie *Da Ai* veld voor gezondheid van het spirituele lichaam

Het bevorderen van gezondheid voor het spirituele lichaam is het transformeren van negatieve informatie, energie en materie die iemands spirituele reis blokkeert. Dit kunnen zaken zijn als gebrek aan geloof, gebrek aan vertrouwen, twijfel, gebrek aan discipline, allerlei soorten weerstand en meer.

Volg het patroon van de oefening voor het fysieke lichaam eerder in dit hoofdstuk. Voor Geestkracht visualiseer je dat het gouden licht van het *Da Ai* Tao kalligrafieveld naar het hart komt.

Oefen deze en de eerdere oefeningen ten minste tien minuten per keer, twee of drie keer per dag. Voor chronische of levensbedreigende aandoeningen oefen je in totaal twee uur per dag. In feite is er geen tijdslimiet. Ik kan niet genoeg benadrukken dat leven inademen en uitademen is. Je kunt vele uren per dag oefenen, vooral als je een ernstige of levensbedreigende aandoening hebt. Elke keer dat je oefent, houd je het boek open bij afbeelding 7.

Geduld en doorzettingsvermogen zijn belangrijk. We hebben wereldwijd duizenden hartverwarmende en ontroerende resultaten gehad. Ik wens ieder van jullie de grootste voordelen toe die je maar kunt ontvangen.

Oefen. Oefen. Oefen.
Herstel. Herstel. Herstel.
Transformeer. Transformeer. Transformeer.
Herstel je gezondheid zo snel mogelijk.

Tao kalligrafie *Da Ai* veld transformeert relaties

Het Veld van Tao Kalligrafie Transformatieve Kunst is een Bronveld, dat een kwantumveld is met onbeperkte positieve informatie, energie en materie en onbeperkt potentieel. Daarom kan het Tao Kalligrafieveld elk aspect van het leven helen en transformeren, inclusief relaties.

Weinig mensen hebben alleen maar perfecte relaties vol liefde, vrede en harmonie. De meeste mensen kunnen één of meerdere uitdagende relaties hebben. Sommige mensen hebben enorme uitdagingen in relaties.

Pas de Zes Krachttechnieken toe om negatieve informatie, energie en materie in een of meer relaties te transformeren.

Lichaamskracht

Ga rechtop zitten met je rug vrij van de leuning en je voeten plat op de grond. Je kunt ook rechtop gaan staan met je voeten uit elkaar op schouderbreedte. Leg één hand op je navel en de andere hand op je eerste chakra (wortelchakra) aan de onderkant van je romp. Het eerste chakra is belangrijk voor relaties. Zie afbeelding 9 voor de locatie van het eerste chakra.

Zielenkracht

"Zeg Hallo" tegen innerlijke zielen:

> *Lieve ziel, hart, geest en lichaam* (of *shen qi jing*) *van mijn*
> *relatie met* _____ (noem de persoon of
> personen),
> *Ik hou van je, eer je en waardeer je.*
> *Jij hebt de kracht om jezelf te helen en te transformeren.*
> *Doe je best.*
> *Dank je.*

"Zeg Hallo" tegen zielen buiten je:

> *Lieve* _____ (noem de persoon of personen),

Ik hou van je, eer je en waardeer je.
We hebben wat uitdagingen in onze relatie.
We hebben de kracht om onze relatie te helen en te
    transformeren.
Ik vergeef jou.
Jij vergeeft mij.
Breng liefde, vrede en harmonie.

Lieve het Tao kalligrafie Da Ai *veld,*
Lieve Tao Bron,
Lieve Divine,
Lieve al onze (jouw en de ander zijn) *spirituele vaders en*
    moeders, engelen, gidsen en beschermers,
Ik hou van jullie, eer jullie en waardeer jullie.
Geef ons alsjeblieft een zegening om mijn relatie met
    _____ (noem de persoon of personen
    nogmaals) te *helen en te transformeren.*
Ik ben erg dankbaar.
Dank jullie wel.

Ademkracht, Geestkracht, Klankkracht, en Tao Kalligrafieveld-kracht

Gebruik de Xi Qing Hu Zhuo (adem Positief in, adem Negatief uit) ademkrachttechniek. Open het boek bij afbeelding 7 en adem de positieve informatie, energie en materie van het *Da Ai* Tao kalligrafieveld in. Terwijl je inademt, visualiseer je dat het gouden licht van het *Da Ai* Tao kalligrafieveld naar je eerste chakra komt en zich daar verzamelt.

Terwijl je uitademt, chant je *Da Ai* en visualiseer je dat het gouden licht in alle richtingen uitstraalt vanuit je eerste chakra en je hele lichaam vult terwijl je negatieve informatie, energie en materie van je relatie uitademt.

Blijf ten minste tien minuten per keer oefenen. Je kunt meerdere keren per dag oefenen. In feite is er geen tijdslimiet voor deze oefening.

Tao kalligrafie *Da Ai* veld transformeert financiën

Pas de Zes Krachttechnieken toe om negatieve informatie, energie en materie in je financiën te transformeren.

Lichaamskracht

Ga rechtop zitten met je rug vrij van de leuning en je voeten plat op de grond. Je kunt ook rechtop gaan staan met je voeten uit elkaar op schouderbreedte. Leg één hand op je navel en de andere hand net eronder, op je tweede chakra in je onderbuik. Het tweede chakra is belangrijk voor financiën. Zie afbeelding 9 voor de locatie van het tweede chakra.

Zielenkracht

"Zeg Hallo" tegen innerlijke zielen:

> *Lieve ziel, hart, geest, en lichaam (of shen qi jing) van mijn*
> *   financiën,*
> *Ik hou van je, eer je en waardeer je.*
> *Jij hebt de kracht om jezelf te helen en te transformeren.*
> *Doe je best.*
> *Dank je.*

"Zeg Hallo" tegen zielen buiten je:

> *Lieve het Tao kalligrafie Da Ai veld,*
> *Lieve Tao Bron,*
> *Lieve Divine,*
> *Lieve al mijn spirituele vaders en moeders, engelen, gidsen,*
>   *en beschermers,*
> *Ik hou van jullie, eer jullie en waardeer jullie.*
> *Geef me alsjeblieft een zegening om mijn financiën te helen*
>   *en te transformeren.*
> *Ik ben erg dankbaar.*
> *Dank jullie wel.*

Ademkracht, Geestkracht, Klankkracht en Tao Kalligrafieveld-kracht

Gebruik de Xi Qing Hu Zhuo (adem Positief in, adem Negatief uit) Ademkrachttechniek. Open het boek bij afbeelding 7 en adem de positieve informatie, energie en materie van het *Da Ai* Tao kalligrafieveld in. Terwijl je inademt, visualiseer je dat het gouden licht van het *Da Ai* Tao kalligrafieveld naar je tweede chakra komt en zich daar verzamelt.

Terwijl je uitademt, chant je *Da Ai* en visualiseer je dat het gouden licht vanuit je tweede chakra naar alle richtingen uitstraalt en je hele lichaam vult terwijl je negatieve informatie, energie en materie van je financiën uitademt.

Blijf ten minste tien minuten per keer oefenen. Je kunt meerdere keren per dag oefenen. In feite is er geen tijdslimiet voor deze oefening.

Zhong Mai heling en transformatie

Er bestaat een eeuwenoude geheime wijsheid en beoefening om het fysieke, emotionele, mentale en spirituele lichaam te helen en te transformeren. In feite kan deze geheime wijsheid en beoefening helpen bij het helen en transformeren van elk aspect van het leven, inclusief relaties en financiën. Deze heet Zhong Mai heling en transformatie. Zhong betekent *centraal*. Mai betekent *meridiaan*.

De Zhong Mai is een verticaal kanaal in het midden van het lichaam, van de onderkant van de romp tot de bovenkant van het hoofd. Het begint bij het Hui Yin acupunctuurpunt en eindigt bij het Bai Hui acupunctuurpunt. Het Hui Yin acupunctuurpunt bevindt zich aan de onderkant van de romp. Het ligt tussen de anus en de externe genitaliën op het perineum. Het Bai Hui acupunctuurpunt ligt in het midden bovenop het hoofd. Stel je een lijn voor die van voor naar achter over het midden van je hoofd loopt. Stel je nu een lijn voor die de bovenkant van je oren verbindt via de bovenkant van je hoofd. Het Bai Hui acupunctuurpunt bevindt zich op het snijpunt van deze twee lijnen.

Deze twee acupunctuurpunten (zie afbeelding 9) spelen een belangrijke rol bij het in balans brengen van yin en yang. Het Hui Yin punt neemt de energie van Moeder Aarde op. Het Bai Hui punt neemt de energie van de Hemel op. Moeder Aarde is yin. De Hemel is yang. Al vijfduizend jaar is in de traditionele Chinese geneeskunde het belangrijkste principe voor genezing het in balans brengen van yin en yang.

Yang heeft het karakter van vuur. Vuur is heet, opstijgend en jaagt op. Yin heeft het karakter van water. Water is koel, dalend en kalm. Elk systeem, elk orgaan, elke cel en elk deel van het lichaam is verdeeld in yin en yang. Bijvoorbeeld, de achterkant van het lichaam is yang, de voorkant van het lichaam is yin. Het bovenste deel van het lichaam is yang, het onderste deel is yin. De buitenkant van het lichaam is yang, de binnenkant is yin.

De inwendige organen van het lichaam worden ook ingedeeld in yin en yang volgens de Vijf Elementenleer die in de traditionele Chinese geneeskunde wordt gebruikt. De belangrijkste yin-yang orgaanparen zijn:

- Element hout: lever-galblaas

- Element vuur: hart-dunne darm

- Element aarde: milt-maag

- Element metaal: longen-dikke darm

- Element water: nieren-blaas

In afbeelding 8 deel ik enige aanvullende basiswijsheid van de Vijf Elementenleer voor het fysieke lichaam, emotionele lichaam en meer.[6]

---

[6] Voor diepere wijsheid over de Vijf Elementenleer, zie mijn boek *Soul Healing Miracles: oude en nieuwe diepgaande wijsheid, kennis en praktische technieken voor healing van het spirituele, mentale, emotionele en fysieke lichaam* (Cardiff, CA/Richmond Hill, Ontario: Waterside Productions/Heaven's Library Publication Corp., 2019).

Element	Yin orgaan	Yang Orgaan	Zintuig	Lichaams-weefsel
Hout	Lever	Galblaas	Ogen Zicht	Pezen Nagels
Vuur	Hart	Dunne darm	Tong Smaak	Bloedvaten
Aarde	Milt	Maag	Mond Lippen Spraak	Spieren
Metaal	Longen	Dikke darm	Neus Reuk	Huid
Water	Nieren	Blaas	Oren Gehoor	Botten Gewrichten

Element	Onge-balanceerde emotie	Gebalan-ceerde Emotie	Lichaams-vloeistof	Vinger
Hout	Woede	Geduld	Tranen	Wijsvinger
Vuur	Depressie Angstige spanning Prikkelbaar-heid	Vreugde	Zweet	Middel-vinger
Aarde	Zorgen	Liefde Compassie	Speeksel	Duim
Metaal	Verdriet Rouw	Moed	Slijm	Ringvinger
Water	Angst	Kalmte	Urine	Pink

Afbeelding 8. De Vijf Elementen

De wijsheid gaat dieper. Elk orgaan is verdeeld in yin en yang. Elke cel is ook verdeeld in yin en yang. Yin yang balans is helend. Te veel of te weinig yin veroorzaakt ziekte. Te veel of te weinig yang veroorzaakt ook ziekte.

De Zhong Mai loopt door en staat in verbinding met de zeven grote energiecentra of chakra's. In de traditionele Tao leer worden ze genoemd:

1e chakra: 海地轮 Aandrijfwiel op de Bodem van de Oceaan

2e chakra: 水轮 Water aandrijfwiel

3e chakra: 日轮 Zon aandrijfwiel

4e chakra: 火轮 Vuur aandrijfwiel

5de chakra: 风轮 Wind aandrijfwiel

6e chakra: 月轮 Maan aandrijfwiel

7de chakra: 天轮 Hemel aandrijfwiel

Dit zijn de centrale ruimtes in het lichaam. Zie afbeelding 9.

De Zhong Mai gaat ook door de San Jiao, die in het Nederlands ook wel de Driewarmer wordt genoemd. Deze bestaat uit drie grote ruimtes in het lichaam. De Onderste Jiao is de ruimte in de romp onder het niveau van de navel. De Middelste Jiao is de ruimte tussen het niveau van de navel en het middenrif. De Bovenste Jiao is de ruimte boven het middenrif. Zie afbeelding 10.

In de traditionele Chinese geneeskunde is San Jiao het pad van de qi en de lichaamsvloeistoffen.

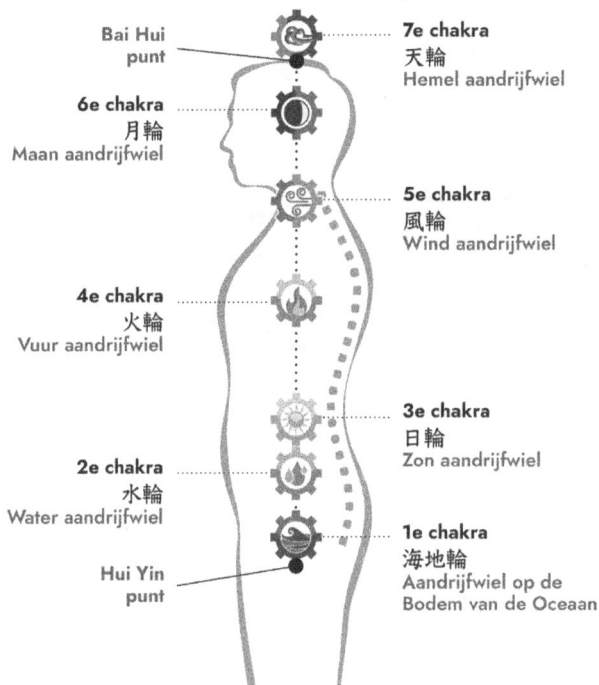

Afbeelding 9. Zeven chakra's of aandrijfwielen

中脉一通, 百脉通

zhong mai yi tong, bai mai tong

Als de centrale meridiaan vrij stroomt, stromen alle meridianen vrij.

三焦畅通, 百病消除

san jiao chang tong, bai bing xiao chu

Als San Jiao vrij stroomt, worden alle ziektes verwijderd.

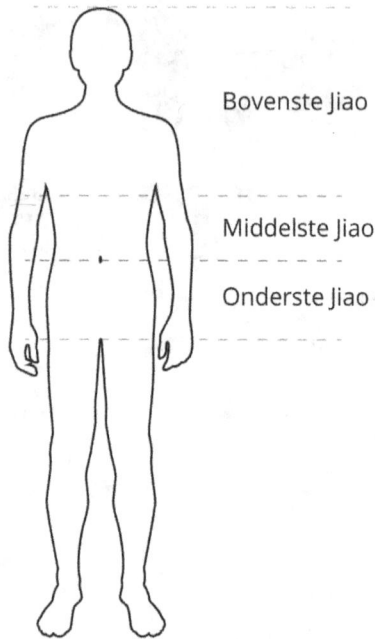

Afbeelding 10. San Jiao

Om de centrale meridiaan vrij te laten stromen, moeten blokkades in alle zeven chakra's of aandrijfwielen worden verwijderd. Blokkades zijn negatieve shen qi jing. Elk chakra
is nauw verbonden met verschillende aspecten van onze
ziel, hart, geest en lichaam. Bijvoorbeeld, het derde chakra
of Zon aandrijfwiel staat in verbinding met het element
hout, inclusief de lever, galblaas, ogen, pezen en woede, en
met het element water, inclusief de nieren, blaas, oren, botten, gewrichten en angst, terwijl het zesde chakra of Maan
aandrijfwiel erg belangrijk is voor het ontwikkelen van de
intelligentie van de geest.

Alle zeven chakra's of aandrijfwielen samen staan in verbinding met elk aspect van onze ziel, hart, geest en lichaam. Vandaar zhong mai yi tong, bai mai tong. Dit betekent dat *als de centrale meridiaan vrij stroomt, alle meridianen vrij stromen*. Het is van vitaal belang om de zeven chakra's en de Zhong Mai te helen en te transformeren voor alle vormen van heling en transformatie in onze ziel, hart, geest en lichaam.

San jiao chang tong, bai bing xiao chu (*als San Jiao vrij stroomt, worden alle ziektes verwijderd*) vertelt ons dat het ook van vitaal belang is om negatieve shen qi jing in de San Jiao te helen en te transformeren voor alle andere heling en transformatie.

Wat is de beste manier om de zeven chakra's, de Zhong Mai en San Jiao te helen en te transformeren?

Is er een manier om de zeven chakra's, de Zhong Mai en San Jiao samen te helen en te transformeren?

Mijn antwoord is *ja*! Ik ben vereerd om deze geheime en speciale manier in het volgende deel van dit hoofdstuk te delen.

Qi kanaal

Het Qi kanaal is het belangrijkste energiekanaal in het lichaam. Het Qi kanaal begint bij het Hui Yin acupunctuurpunt, gaat via de Zhong Mai naar het Bai Hui acupunctuurpunt, draait dan naar beneden via het achterhoofd en vóór de ruggengraat langs door de Wai Jiao, en keert terug naar het Hui Yin acupunctuurpunt. Zie afbeelding 11.

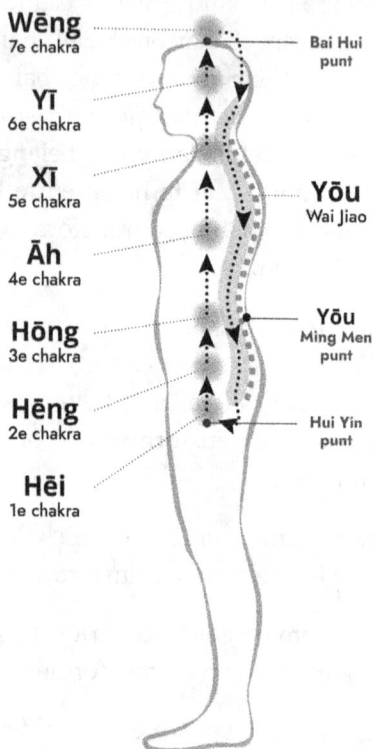

Wai Jiao is de gearceerde ruimte in het achterhoofd
en vóór de wervelkolom.

Afbeelding 11. Qi kanaal en Wai Jiao

De Wai Jiao is de grootste ruimte in het lichaam. Het is de
ruimte in het achterhoofd en vóór de hele wervelkolom
langs. Zie afbeelding 11. San Jiao en Wai Jiao overlappen
elkaar gedeeltelijk, dus zijn ze nauw verwant. Anders gezegd, de San Jiao (Onderste, Middelste en Bovenste) is als

drie rivieren en de Wai Jiao is de oceaan waarin ze uitmonden. Als de San Jiao geblokkeerd is, zal de Wai Jiao geblokkeerd zijn. Dus als de Wai Jiao schoon is, zal de San Jiao ook schoon zijn. Denk aan de oude wijsheid: san jiao chang tong, bai bing xiao chu (*als San Jiao vrij stroomt, worden alle ziektes verwijderd*).

Het Qi kanaal verbindt de zeven chakra's of aandrijfwielen, de Zhong Mai en de Wai Jiao. Daarom is er een manier om de zeven chakra's, de Zhong Mai en de San Jiao samen te helen en te transformeren. Wat is die manier? In één zin gezegd:

Het Qi-kanaal helen en transformeren is het helen en transformeren van de zeven chakra's, de Zhong Mai, de San Jiao en Wai Jiao samen, wat heling en transformatie ondersteunt van het fysieke lichaam, het emotionele lichaam, het mentale lichaam, het spirituele lichaam, relaties, financiën en elk aspect van het leven.

Wat is de manier om het Qi kanaal te helen en te transformeren?

Ik ontving speciale mantra's van de Bron voor de zeven chakra's of aandrijfwielen en Wai Jiao. Zie afbeelding 11.

- De speciale mantra voor het 1e chakra is Hei (spreek uit als *heei*).

- De speciale mantra voor het 2e chakra is Heng (spreek uit: *hung*).

- De speciale mantra voor het 3e chakra is Hong (spreek uit als *hong*).

- De speciale mantra voor het 4e chakra is Ah (uitgesproken als *aah*).

- De speciale mantra voor het 5e chakra is Xi (spreek uit *als sjie*).

- De speciale mantra voor het 6e chakra is Yi (spreek uit *als yie*).

- De speciale mantra voor het 7e chakra is Weng (spreek uit als *wung*).

- De speciale mantra voor de Wai Jiao is You (spreek uit: *yoo*).

De speciale mantra voor het Qi kanaal is dus:

Hei Heng Hong Ah Xi Yi Weng You

Voor ware heling en transformatie van elk deel van het lichaam chant je deze mantra drie keer per dag, tien minuten per keer. Ik heb een animatie gemaakt waarin je met mij kunt chanten. Je kunt ook Geestkracht toepassen om de visualisaties te doen die in de animatie worden getoond.

Je kunt de animatie voor de beoefening van de mantra voor het Qi-kanaal bekijken via deze QR-code:

of op deze webpagina: **https://tchryb.heavenslibrary.com**

Vergeet voor de beste resultaten vooral niet om Zielenkracht toe te passen met de 'Zeg Hallo' healing- en transformatietechniek, voordat je begint met chanten:

"Zeg Hallo" tegen innerlijke zielen:

> *Lieve mijn Qi kanaal, zeven chakra's, Zhong Mai, San Jiao,*
> *en Wai Jiao,*
> *Ik hou van jullie.*
> *Jullie hebben de kracht om jezelf te zuiveren en te*
> *versterken.*
> *Doe je best.*
> *Dank jullie wel.*

"Zeg Hallo" tegen zielen buiten je:

> *Lieve de animatie en speciale mantra voor het Qi kanaal,*
> *Ik hou van je, eer je, en waardeer je.*
> *Zuiver en versterk alsjeblieft mijn Qi kanaal en alles langs*
> *dit pad*
> *Ik ben erg dankbaar.*
> *Dank je.*

Chant dan, met of zonder de animatie, tien minuten of
langer.

In feite is er geen tijdslimiet voor het doen van de oefening
die in de animatie wordt getoond. Voor chronische pijn en
levensbedreigende aandoeningen, doe de oefening voor
het Qi kanaal één tot twee uur per dag. De voordelen kunnen je begrip te boven gaan. Ik heb deze geheime wijsheid
en beoefening toegepast om vele hartverwarmende en
prachtige resultaten te bereiken. Ik ben verheugd dit vrij

te geven als een van de belangrijkste geheimen van zelf-heling voor de mensheid. Mijn boodschap van heling is:

Ik heb de kracht om mijzelf te helen.
Jij hebt de kracht om jezelf te helen.
Samen hebben we de kracht om de wereld te helen.

Het bevorderen van de qi-stroom in de Zhong Mai is het helen van het hele lichaam.

Het bevorderen van de qi-stroom in de San Jiao is het helen van het hele lichaam.

Het bevorderen van de qi-stroom in de Wai Jiao is het helen van het hele lichaam.

Door de qi-stroom in het Qi-kanaal te bevorderen, zou men nog snellere en betere resultaten kunnen krijgen voor healing van het hele lichaam.

Als we ziek zijn, hebben we dokters nodig. We hebben professionals in de gezondheidszorg nodig. Ik steun alle conventionele en alternatieve en complementaire geneeswijzen, alle healing modaliteiten. Ik wil alleen dat jij en de mensheid beseffen dat het menselijk lichaam een zelfherstellend systeem heeft. We moeten het echter wel activeren. Het is belangrijk te beseffen dat we verbazingwekkende heling kunnen bewerkstelligen die ons begrip te boven gaat. Mijn wens is dat elke lezer mijn boodschap begrijpt en meer gaat oefenen.

Oefen. Oefen. Oefen.
Herstel. Herstel. Herstel.
Transformeer. Transformeer. Transformeer.
Herstel je gezondheid zo snel mogelijk.

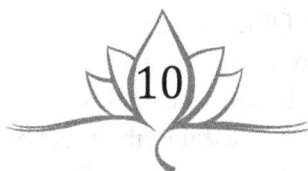

Herstel je rug met het Tao kalligrafie Tao Bei veld

JE ZOU VOORDELEN kunnen ontvangen van Tao Kalligrafie Transformatieve Kunst die je begrip te boven gaan. Tao Kalligrafie Transformatieve Kunst kan je helpen je gezondheid, relaties, financiën, spirituele reis en elk aspect van het leven te helen en transformeren.

In dit hoofdstuk richt ik me op het helen en transformeren van pijn in de rug. Het merendeel van de mensheid zal op enig moment in het leven last hebben van ernstige rugklachten. In Noord-Amerika zal zeventig tot tachtig procent van de mensen er ooit mee te maken krijgen.

De Tao kalligrafie *Tao Bei* 道背 is transformatieve kunst als middel. Tao is de Bron. Bei betekent *rug*. Het *Tao Bei* Tao kalligrafieveld beslaat de hele rug, van nek tot staartbeen.

De *Tao Bei* Tao kalligrafie die jij kunt gebruiken staat op de achteromslag van dit boek.

Laten we oefenen in het ontvangen van heling, preventie, verjonging en meer van het *Tao Bei* Tao kalligrafieveld.

We zullen de Xi Qing Hu Zhuo Ademkrachttechniek gebruiken die ik in hoofdstuk acht heb geïntroduceerd. Dit is de belangrijkste oefentechniek voor het helen van alle ziekten. Deze techniek zal in mijn toekomstige boeken in de Tao Kalligrafieserie worden gebruikt.

Xi Qing Hu Zhuo (adem Positief in, adem Negatief uit) oefening voor de rug

Pas de Zes Krachttechnieken toe.

Lichaamskracht

Leg de Tao kalligrafie *Tao Bei* van de achteromslag op het gebied van je rug waar je herstel wenst.

Zielenkracht

"Zeg Hallo" tegen innerlijke zielen:

> *Lieve ziel, hart, geest, en lichaam (of shen qi jing) van mijn rug,*
> *Ik hou van je, eer je en waardeer je.*
> *Jij hebt de kracht om jezelf te genezen.*
> *Doe je best.*
> *Dank je.*

"Zeg Hallo" tegen zielen buiten je:

> *Lieve het Tao kalligrafie* Tao Bei *veld,*
> *Lieve Tao Bron,*
> *Lieve Divine,*

Lieve al mijn spirituele vaders en moeders, engelen, gidsen,
*   en beschermers,*
Ik hou van jullie, eer jullie en waardeer jullie.
Geef me alsjeblieft heling voor mijn rug.
Ik ben erg dankbaar.
Dank jullie wel.

Ademkracht, Geestkracht, Klankkracht en Tao Kalligrafieveld-kracht

Adem in en visualiseer dat het gouden licht van het *Tao Bei* Tao kalligrafieveld op de achteromslag zich verzamelt in het gebied van de rug waarvoor je heling wenst.

Terwijl je uitademt, chant je *Tao Bei* (spreek uit *dao beeh*) of *Tao rug* of *Tao kalligrafieveld* en visualiseer je het gouden licht dat in alle richtingen straalt terwijl je negatieve informatie, energie en materie van je rug uitademt.

Je kunt de animatie van de oefening met de *Tao Bei* Tao kalligrafie bekijken via deze QR-code:

of op deze webpagina: **https://tchryb.heavenslibrary.com**

Ga door met de in- en uitademingsoefening. Het is het beste om ten minste tien minuten per keer te oefenen, en je kan meerdere keren per dag oefenen. In feite is er geen tijdslimiet voor deze oefening. Voor chronische pijn moet je meerdere keren per dag oefenen, zodat je totale oefentijd elke dag één tot twee uur is. De voordelen kunnen boven elke verwachting zijn.

De *Tao Bei* kalligrafie op de achteromslag is de kalligrafie die ik schreef in januari 2022 tijdens een healingsessie via webcast voor honderden mensen over de hele wereld. Ik deel graag enkele van de vele verslagen van de ervaringen van deelnemers na en ook tijdens het samen oefenen in het Tao kalligrafie *Tao Bei* veld. Veel mensen hebben het Tao kalligrafieveld kunnen ervaren, zelfs terwijl ik deze Tao kalligrafie aan het schrijven was.

Mijn oprechte wens is dat je het Tao kalligrafie *Tao Bei* veld meer zult gebruiken voor heling, preventie, verjonging en het verlengen van het leven van je rug.

Vele mensen wereldwijd hebben al een diepgaande transformatie van hun rugklachten (en zelfs van problemen buiten het ruggebied) ervaren door het veld van Tao kalligrafie *Tao Bei* Transformatieve Kunst. Ik hoop dat je geïnspireerd bent om het Tao Kalligrafieveld meer te gebruiken. Het veld van Tao Kalligrafie Transformatieve Kunst is hier en nu voor jou beschikbaar.

ༀ ༀ ༀ

Verbijsterd door mijn ervaring met Tao Kalligrafie Transformatieve Kunst

Ik woon in Vancouver, Brits Columbia. Als gediplomeerd verpleegkundige heb ik gewerkt als onderzoeksassistente voor een universiteit, in de Operatiekamer (OK) (inclusief transplantatieteam), en in de Neonatale Intensive Care Unit (NICU).

Ik heb als kind veel fysieke en emotionele trauma's opgelopen. Ik heb als kind een fietsongeluk gehad met een zware hersenschudding, drie ernstige auto-ongelukken en andere gebeurtenissen die trauma hebben veroorzaakt aan mijn hoofd en wervelkolom. Tientallen jaren heb ik veel langdurige symptomen van whiplash gehad, waaronder chronische pijn en stijfheid in nek en schouders, duizeligheid, gevoelloosheid, zwakte en tintelingen in mijn benen en slaapproblemen.

Ik woonde vorige week een healing event bij met Tao Kalligrafie Transformatieve Kunst en was zo blij toen Master Sha de Tao Bei Tao kalligrafie creëerde om de rug te helen en te transformeren. Toen hij ons begeleidde in een Xi Qing Hu Zhuo ademhalingsoefening met de kalligrafie, werd mijn nek erg warm en voelde ik handen gevuld met licht in het gebied. Na de zegening voelde ik ruimte en lichtheid in mijn rug en nek.

Een week later ben ik nog steeds verbijsterd door mijn ervaring met de heling via het Tao Bei veld. Ik heb weer volledig gevoel en bewegingsvrijheid in mijn rug, schouders en nek. Nadat ik sinds mijn kindertijd rugklachten heb gehad, voelt de vredige energie in mijn rug en in mijn hele lichaam als een krachtige, loyale vriend die mij op een liefdevolle manier "steunt". Ik voel me geweldig.

Ik ben Master Sha en het Tao Bei Tao Kalligrafie Transformatieve Kunst Healingveld zo diep dankbaar voor deze opmerkelijke heling.

—Marie Hope

Slopende pijn in de rug verholpen

Ik heb gewerkt als kantoorbediende, letterzetter, administratief medewerkster bij de spoedeisende hulp en administratief assistente bij een familiebedrijf. Ik ben een paar jaar geleden weduwe geworden en heb een dochter en twee zoons, die nu volwassen zijn.

Ik ben mijn hele leven een spirituele zoeker geweest, een gretige lezer en student van vele modaliteiten, waaronder Quantum Touch, Melchizedek Methode, Quick Pulse Training en drie niveaus van Reiki training en certificering. Ik ontmoette Master Sha in 2006 op het Wesak Festival in Mt. Shasta, Californië. Ik ben nu spiritueel healer en woon in Illinois, USA.

Ik had een paar dagen hevige pijn in mijn onderrug voordat ik deelnam aan een webcast met Master Sha. Toen hij de Tao Bei Tao kalligrafie creëerde en iedereen ermee in contact bracht, was de pijn in mijn rug binnen een paar minuten volledig verdwenen.

Nu, bijna twee weken later, is de slopende pijn in mijn onderrug nooit meer teruggekomen. Ik ben zo dankbaar!

—Teresa Anton

Kwantum healing voor pijn in de rug

Ik ben opgegroeid in een mooi stadje in Zuid-Californië, Fall-brook. Toen ik negentien was, verhuisde ik met mijn familie naar het eiland Hawaii. Ik ben alleenstaande moeder van vijf kinderen en grootmoeder van twee hele lieve kleinkinderen. Toen ik in Mountain View op het eiland Hawaï woonde, heb ik vele jaren gewerkt als gediplomeerd verpleegkundig assistente, gespecialiseerd in Alzheimer dementiezorg.

In 2017 begon ik te reizen tussen Hawaï en Arizona voor nieuwe kansen op werk. Via het reizen voor mijn werk belandde ik in het gedragsgezondheidsveld voor mensen die worstelen met ernstige drugs- en alcoholverslaving. Ik wist dat ik meer mensen wilde helpen, dus ging ik terug naar school en studeerde onlangs af aan het Southwest Institute of Healing Arts in Tempe, Arizona met een Integrated Healing Arts Practitioner diploma. Ik heb certificaten als professioneel levenscoach en Gecertificeerd Intuïtief Gids, en ik heb een Bachelor of Divinity om te dienen als spiritueel levenscoach en interreligieus predikant. Mijn passie in het leven is om diegenen te dienen die worstelen met verslavingen en diegenen die het gevoel hebben dat ze de hoop verloren hebben. Ik wil door mijn professionele/spirituele levenscoaching helpen om harten te openen zodat ze weer liefde kunnen voelen.

Ik heb al jaren af en toe problemen met mijn rug. De laatste paar weken had ik ernstige pijn in mijn rug, een 8 op een schaal van 1 tot 10. Ik had moeite met zitten en staan door pijnlijke krampen in mijn bovenrug.

Ik heb deelgenomen aan een Tao Kalligrafie healingsessie met Master Sha op 11 januari 2022. Tijdens de healing met de Tao Bei Tao kalligrafie voelde ik dat veel blokkades mijn rug verlieten. Gedurende de hele sessie voelde ik een koele bries door mijn rug gaan, lichte tintelingen en soms een beetje warmte. Nu, meer dan vierentwintig uur later, voel ik me nog steeds geweldig. De pijn is volledig verdwenen en ik voel nog steeds energie in mijn rug bewegen. Het voelt geweldig!

—Dove Johnson

Ik kan meer doen en bereiken

Mijn loopbaan was in de pulp- en papierindustrie als apparatuurtechnicus/elektriciën. Ik ben getrouwd, heb broers en zussen en woon in Oregon, VS.

Ik heb in de afgelopen twintig tot dertig jaar drie ernstige blessures opgelopen: beton dat op mijn hoofd viel, een zware val op het ijs, en een andere val die gevolgen had voor mijn knieën, heupen, schouder en meer. Deze ongelukken tastten mijn vermogen aan om te staan, te lopen en pijnloos op ladders te klimmen. Zelfs eenvoudige huishoudelijke klusjes waren een uitdaging.

We wonen op een stuk land met veel werk buiten. Ik was gewend om op het erf, in de wei en in de tuin te werken, maar ik had zelfs moeite om zonder pijn buiten te lopen en moest gaan zitten om de druk op mijn rug te verlichten.

Ik kon mijn baan die ik al tientallen jaren had en waarbij ik veel moest tillen, ladders en trappen op moest en soms ergonomisch onhandig moest werken, niet meer uitoefenen. Daarom ben ik vervroegd met pensioen gegaan en ben ik beperkt in wat ik nog kan doen. Ik heb mijn hele leven lichamelijk werk gedaan, dus mij niet vrij kunnen bewegen is erg beperkend voor me. Ik heb het altijd fijn gevonden anderen te helpen, dus als ik pijn heb en anderen niet kan helpen, is mijn leven niet compleet.

Onlangs heb ik deelgenomen aan een Tao Kalligrafie Transformatieve Kunst healingsessie met Master Sha, waarbij hij een Tao Bei *(Tao Rug) kalligrafie schreef en deze gebruikte om alle deelnemers een healing te geven. Met die healing verdween de pijn in mijn onderrug! Meteen daarna en sindsdien ben ik in staat om langer te staan en meer te doen en af te maken. Voorheen moest ik bij het afwassen of stofzuigen even stoppen en zitten om de pijn in mijn rug te verlichten.*

Ik had de volgende dag een bezoek aan de chiropractor gepland. Hij heeft altijd mijn onderrug of nek bijgesteld, maar voor de eerste keer hoefde hij dat niet te doen. Mijn beenlengte was gewoonlijk een halve tot driekwart duim korter, maar bij dit bezoek was dat minder dan een achtste duim. Dat is een enorme verbetering.

Ik ben Master Sha zeer dankbaar voor zijn totale, volledige en onvoorwaardelijke dienstbaarheid om Tao Kalligrafie Transformatieve Kunst naar de mensheid te brengen.

—Patricia LeClair

Enorme vermindering van pijn in twee dagen

Ik woon in Jeruzalem en heb als archeoloog gewerkt. Ik ben uit de archeologie gestapt vanwege artritis in mijn wervelkolom,

heupen en knieën. Daarna heb ik met verschillende healingme-
thoden gewerkt om anderen en mezelf te helpen. Ik heb nu een
bedrijf in soulhealing.

Ik heb al minstens zes jaar pijn in mijn middenwervelkolom. De
pijn bereikte soms niveau 10 op een schaal van 1–10. Ik moest
dan stoppen met wat ik aan het doen was en gaan zitten met
kussens om de pijn langzaam te laten verdwijnen. Ik heb ver-
schillende modaliteiten geprobeerd om de pijn in mijn rug te
verlichten, maar niets hielp.

Ik heb onlangs deelgenomen aan een Tao Kalligrafie Transfor-
matieve Kunst healingsessie met Master Sha via webcast. Na
het doen van een zelfhelende ademhalingsoefening met de Tao
kalligrafie Tao Bei, *verminderde de pijn aanzienlijk. Ik werd de*
volgende dag wakker met een gevoel van ruimte in het gebied
waar eens pijn was. De volgende dag oefende ik weer met de Tao
Bei *kalligrafie en ontving opnieuw een grote zegening: mijn*
pijn verminderde met negentig procent. Dit is een enorme ver-
mindering in slechts twee dagen. Het is onbegrijpelijk.

Ik voel nu al een paar dagen zachtheid en ruimte in het gebied.
Dank u, Master Sha. Ik ben u zeer dankbaar.

—Noura Barakat

Meer dan krachtige zegeningen

Ik woon in Bareilly, een stadje in Uttar Pradesh in India. Ik ben
huisvrouw en kunstenares die traditionele Indiase schilderijen
maakt. Mijn gezin bestaat uit mijn man, schoonmoeder, dochter

*en een hond. Ik ben een gecertificeerd Tao Healing Hands Prac-
titioner en voel me gezegend dat ik familie en vrienden tijdens
de pandemie met mijn Tao Hands kon dienen.*

*Ik heb al zeven jaar chronische pijn in mijn rug. Onlangs heb ik
een spier in mijn bovenrug verrekt en had ik ernstige pijn. Op
een schaal van 1–10, was het 9. Ik kon me niet goed bewegen
door de pijn. Pijnstillers hadden weinig effect. Ik moest een
schilderopdracht voor mijn bedrijf afronden en voor mijn zesja-
rige dochter zorgen, maar alles doen was bijna onmogelijk door
de hevige pijn.*

Vorige week deed Master Sha helende oefeningen met de Tao
Bei *Tao kalligrafie die hij geschreven had. Dit was zo'n geschenk
voor mij. Ik had mijn dagtaak met veel moeite gedaan en ging
zitten voor Master Sha's sessie met tranen in mijn ogen vanwege de pijn die ik had. Na de sessie voelde ik me alsof ik een
gloednieuwe rug had zonder pijn. Ik voel me ook energieker en
zelfs na lange uren werken, voel ik geen pijn.*

Tao Kalligrafie Transformatieve Kunst is meer dan krachtig.

Dank u, Master Sha. Grote dankbaarheid voor deze heling.

—Ritu Mehta

Goede hoop op volledig herstel

*Ik woon in Alphen aan den Rijn, een stad met 75.000 inwoners
in het midden van de vier grote steden (Amsterdam, Rotterdam,
Den Haag en Utrecht) in het westelijk deel van Nederland.*

Ik heb van 1974–1984 met het Nederlandse synchroonzwem-team deelgenomen aan internationale wedstrijden, Europese kampioenschappen en Wereldkampioenschappen. Ik heb veel medailles behaald in duetten en groepen en heb deelgenomen aan de eerste Olympische Spelen voor synchroonzwemmen in Los Angeles in 1984. Ik heb een universitair diploma in scheikunde met hoofdvak wiskunde en heb gewerkt voor een multinational in toegepast onderzoek en productontwikkeling. Nu werk ik vooral aan mondelinge en schriftelijke vertalingen van educatief en promotiemateriaal in het Nederlands.

Sinds mijn laatste zwangerschap, meer dan twintig jaar geleden, heb ik pijn in mijn onderrug, variërend van 2 tot 8, waarbij 10 de pijnlijkste is. Ik kon geen huishoudelijke activiteiten en sport meer doen, wat een enorme invloed had op mijn humeur, aangezien sport altijd een belangrijk deel van mijn leven was.

Een of tweemaal per jaar kreeg ik hevige, stekende pijn in de rug en waren mijn bewegingen ernstig belemmerd. Het kon weken duren om te herstellen. Met de "ziel boven materie" technieken van Master Sha, zijn deze aanvallen al ongeveer acht jaar opgehouden, maar er bleef wat pijn bij bepaalde bewegingen. Zoals veel mensen met chronische pijn, raakte ik eraan gewend en leerde ik ermee om te gaan in mijn activiteiten.

Een paar keer per jaar wordt mijn onderrug geleidelijk stijver en pijnlijker en ga ik naar mijn shiatsu therapeut voor hulp. Deze week was mijn rug weer zo stijf en pijnlijk dat ik een shiatsu-afspraak wilde maken. Toen schreef Master Sha de Tao kalligrafie Tao Bei en verbond ons met zijn veld. De pijn in mijn rug verminderde onmiddellijk met ongeveer vijftig procent. De vol-

gende ochtend was de pijn helemaal weg, en alleen met wat extreme stretching kon ik nog een beetje stijfheid voelen. Dit is opmerkelijk!

Ik ben zo blij met dit healingresultaat en kan niet wachten tot Master Sha's nieuwe boek wordt gepubliceerd zodat ik toegang heb tot de Tao kalligrafie Tao Bei wanneer ik maar wil. Ik heb goede hoop op een volledig herstel. Mijn diepste dankbaarheid gaat uit naar het Tao Kalligrafie Tao Bei Transformatieve Kunst Veld.

—Catharina Eyken

Enorme verlichting van pijn door Tao Bei heling

Ik ben een zevenentwintigjarige tai chi instructeur in Toronto, Canada. De afgelopen acht jaar heb ik dagelijks hartstochtelijk Zen-meditatie en Tai Chi bestudeerd en beoefend.

Sinds enkele maanden heb ik af en toe last van spierpijn en ernstige spierspanning in mijn onderrug, wat mijn mobiliteit en dagelijkse activiteiten beïnvloedt. Het is het pijnlijkst wanneer ik lang sta, een lange afstand loop of zelfs boodschappen draag. Ik heb vele methoden geprobeerd om verlichting te krijgen, maar de resultaten waren slechts tijdelijk.

Ik heb een heling voor de rug ontvangen met Tao Kalligrafie Transformatieve Kunst van Master Sha's Tao Bei kalligrafie tijdens een recent online event. Op het moment dat Master Sha de Tao Bei Tao kalligrafie begon te schrijven, begon de pijn in mijn rug op te lossen en voelde ik een aangename warmte en tinteling in mijn onderrug. De spanning en beklemming in mijn spieren begonnen los te laten en ik voelde een ontkrampend gevoel rond mijn wervelkolom. Dit was een enorme opluchting. Binnen enkele minuten was alle pijn in mijn rug verdwenen!

Het is nu enkele dagen later en mijn rug is nog steeds volledig pijnvrij. Ik ben verbaasd en zo dankbaar voor deze enorme heling. Ik kan me vrij bewegen zonder me zorgen te maken over mijn rug. Mijn rug voelt zelfs zo goed aan dat ik hem in mijn dagelijkse bezigheden ben vergeten.

Dank u, Master Sha. Ik ben zo dankbaar voor Tao Kalligrafie Transformatieve Kunst.

—Zakota Nesbitt

Buitengewoon helend hulpmiddel

Ik kom oorspronkelijk uit Berlijn, Duitsland, maar woon al bijna zes jaar in Zweden. Ik ben psycholoog en yogaleraar. Ik heb mijn eigen healingpraktijk en werk als spiritueel leraar en healer waarbij ik alle modaliteiten combineer die ik heb geleerd, inclusief psychologie, yoga, Tao wetenschap en meer, en persoonlijke consulten, lessen, workshops, retraites en programma's aanbied voor zelf-transformatie. Mijn focus ligt op de gezondheid van vrouwen en relaties. Ik werk ook graag met kinderen en ondersteun startende bedrijven.

Ik hou van schrijven, dansen, schilderen en in de natuur zijn. Ik geniet van wandelen en tijd doorbrengen in het bos en het verzamelen van natuurlijke geneeskrachtige kruiden uit de natuur. Ik hou ook van eten en daarom maak ik veel gezond voedsel klaar.

Ik hou ervan om nieuwe wijsheid te bestuderen en de wijsheid van Master Sha behoort altijd tot mijn favorieten.

Ik heb al vele jaren last van pijn in de rug, wat mij op een pad van diepe zelfheling heeft gebracht. De chronische pijn in mijn rug is op niveau 7 op een schaal van 1 tot 10. Soms is het moeilijk voor me om uit bed te komen of om te bukken, wat veel dagelijkse bezigheden lastig maakt: de vaatwasser inruimen, de was doen, tuinieren, dingen optillen en sneeuw scheppen. De pijn beïnvloedt elk aspect van mijn leven. Het is ook moeilijk voor me om yoga te doen of yogales te geven, omdat mijn bewegingen beperkt zijn en sommige nogal pijnlijk.

Om de pijn in mijn rug te verlichten, heb ik in de loop der jaren allerlei geneeswijzen uitgeprobeerd en alles toegepast wat ik geleerd heb op het gebied van psychologie en yoga, en wat ik geleerd heb over voeding en het in evenwicht brengen van het lichaam met natuurlijke geneesmiddelen. Elke ochtend zit ik minstens dertig minuten met een verwarmingskussen, smeer ik me in met helende oliën en beoefen ik zelfheling om te kunnen bewegen. De methode die mij altijd het meest heeft geholpen is de ziel boven materie healingtechnieken van Master Sha, vooral de Tao Kalligrafie Transformatieve Kunst. Het toepassen van de Tao Kalligrafie Transformatieve Kunst brengt me vaak onmiddellijke verlichting van pijn, zelfs in situaties waar zeer sterke pijnstillers niet helpen.

Vanmorgen werd ik wakker met lage rugpijn op niveau 8. 's Avonds was ik in de gelegenheid om deel te nemen aan een healingsessie met Master Sha met Tao Kalligrafie Transformatieve Kunst. Met de Tao Bei Tao kalligrafie healing en de ademhalingsoefening "positief inademen en negatief uitademen", ervoer ik diepgaande verlichting van de chronische pijn in mijn rug al na twintig minuten. Ik voelde veel warmte en beweging van energie in mijn onderrug. Op een gegeven moment voelde ik een zeer scherpe pijn in de onderrug en kort daarna in de bovenrug tussen mijn schouderbladen. Het voelde alsof scherpe blokkades werden verwijderd. Daarmee verdween ook veel van de stijfheid en spanning in mijn hele rug. Ik voelde een enorme verlichting in mijn bovenrugspieren. Het gebied ontspande en er is nu meer zachtheid.

Ik ben diep dankbaar voor deze zeer diepgaande en snelle verbetering. Ik zal doorgaan met de oefeningen die Master Sha aanbeveelt en ik kijk ernaar uit om binnenkort volledig pijnvrij te zijn met behulp van de prachtige Tao Bei *Tao kalligrafie in Master Sha's volgende boek. Ik heb er diep vertrouwen in dat ik met dit buitengewone hulpmiddel geheeld zal worden.*

—Magdalena Kusch

Kunst kan helen!

Ik ben een actieve en energieke zeventiger die voor vervoer en ter ontspanning op de fiets zit. Ik woon in New York City met mijn man en partner van vijftig jaar, die ik ontmoette toen we beiden Broadway artiesten waren. We delen ons huis met onze kleine hond Shen. Ik ben zelfstandige met een privé acupunctuur praktijk sinds 1980 en was één van een kleine groep acupuncturisten in New York die vele jaren gewerkt hebben om acupunctuur erkend en gelicenseerd te krijgen als beroep. Eind jaren negentig was ik voorzitter van de National Acupuncture Organization (AAOM) en had ik de gelegenheid om vertegenwoordigers van over de hele wereld te ontmoeten om normen voor de uitoefening vast te stellen. Belangstelling voor Chinese geneeskunde, boed-dhisme en taoïstische filosofie zijn altijd een rode draad in mijn leven geweest.

In 2004 kreeg ik een chiropractisch ongeval. Ik had een niet ge-diagnosticeerde uitpuilende tussenwervelschijf in mijn ruggen-graat en kreeg een sterke manuele correctie, waarvan ik sterretjes zag! Ongeveer drie uur later kon ik letterlijk niet meer zitten, staan of lopen. Mijn lichaam zakte gewoon in elkaar toen ik probeerde te bewegen. Het bleek dat door de correctie een stukje van de tussenwervelschijf was afgebroken, dat zich tussen twee wervels had vastgezet. Ik ging naar een chirurg die me ad-viseerde af te wachten en niets te doen, in de overtuiging dat mijn lichaam het materiaal uiteindelijk zou verwijderen en zich-zelf zou genezen. Ik heb twee maanden plat op mijn rug gelegen en nog eens drie maanden extreme pijn geleden. Sindsdien heb ik voortdurend ongemak gehad met een pijnniveau van 2–3 op 10 op goede dagen, maar met veel meer dagen in het bereik van 5–7. Acupunctuur en qigong hebben me geholpen mijn pijn in de rug te beheersen, maar nooit met een blijvend effect. Boven-dien begon mijn ruggengraat ongeveer drie jaar geleden scoliose te vertonen.

Ik voelde me bijzonder ongemakkelijk op de dag van een Tao Kal-ligrafie Transformatieve Kunst healingsessie met Master Sha vorige week. Tijdens de Tao Bei Tao kalligrafie zelfhelende ademhalingsoefening, voelde ik een lichte koelte in mijn rug, maar er was geen onmiddellijke verandering in het ongemak dat ik ervoer. Ongeveer vijf uur later waren de pijn en het ongemak helemaal verdwenen. Het is verbazingwekkend dat kunst kan helen!

De volgende avond begon ik een beetje last van mijn rug te krijgen. Ik ging liggen, verbond me met de Tao Bei *Tao kalligrafie, en bad. Ik ervoer een koele sensatie in mijn ruggengraat. De ruggengraat leek zich uit te rekken, aan te passen en te ontspannen. Sinds de healingsessie is mijn rug vrijwel pijnvrij. Er zijn een paar momenten van licht ongemak geweest, maar zodra ik dat merk, pauzeer ik, maak ik in gedachten contact met de* Tao Bei kalligrafie *en het ongemak verdwijnt.*

Ik ben ongelooflijk dankbaar voor deze healing en voor Tao Kalligrafie Transformatieve Kunst.

—Robbee Fian, L.Ac.

Alle symptomen in mijn nek, rug en heup zijn weg

Ik heb twee kinderen, een negenentwintigjarige zoon en een zesentwintigjarige dochter. Mijn ouders wonen zelfstandig. Ik heb één broer en één zus. Ik heb bijna tien jaar als ergotherapeut gewerkt in een centrum voor lichamelijke revalidatie voor volwassenen. Ik wandel graag in de natuur en mijn favoriete bezigheid is Tao kalligrafie schrijven. Ik werd aangetrokken tot de kracht van Tao Kalligrafie omdat ik me in mijn werk realiseerde dat we niet alle ziektes volledig kunnen genezen en behandelen, vooral neurologische ziektes waar geen conventionele behandeling voor bestaat.

Achttien jaar geleden ben ik op mijn werk gevallen en sindsdien voel ik soms spanning of stijfheid in mijn nek. Een paar weken geleden, had ik wisselende pijn in mijn rug. Twee weken geleden testte ik positief op Covid. Samen met Covid deden mijn spieren en onderrug pijn, en mijn rechterheup deed ook pijn, wat nieuw voor me was.

Na het doen van ademhalingsoefeningen en het ontvangen van healing op afstand van Master Sha met de Tao Bei *Tao kalligrafie, verdwenen alle symptomen. Na de eerste healingsessie voelde mijn nek erg soepel en ontspannen aan. Na de tweede healingsessie, was de pijn in mijn heup ook weg. Bij de derde healingsessie voelde ik een verschuiving in de wervels aan de basis van mijn nek. Mijn wervelkolom voelde letterlijk aan alsof hij weer op de juiste plaats kwam te zitten. Er zijn nu enkele dagen voorbij en mijn onderrug doet geen pijn meer, zelfs niet als ik voorover buig.*

Ik verbond me meerdere keren per dag met de Tao Bei *Tao kalligrafie en ik chant om mijn healing te ondersteunen. Mijn oefening was minimaal vergeleken met de healing die ik heb ontvangen: alle symptomen in mijn nek, rug en heup zijn verdwenen. Dit is verbazingwekkend!*

Ik ben het Veld van Tao Kalligrafie Transformatieve Kunst en Master Sha zeer dankbaar voor deze buitengewone healing.

—Gerd Geukens

ဆ ၵ ၷ

Omdat Tao Kalligrafie Transformatieve Kunst een Tao Bronveld bevat met Bronliefde en licht en Bronfrequentie en vibratie, is heling met de *Tao Bei* Tao kalligrafie niet beperkt tot de rug. Bijvoorbeeld, de persoon in het laatste verhaal hierboven deelde over haar verlichting van nek- en heuppijn. Het Bronveld is een kwantumveld. Hier is een verhaal van diepe transformatie door het Tao kalligrafie *Tao Bei* veld voor kwesties die niet direct gerelateerd zijn aan de rug.

Weer diep ademhalen na in het Veld van Tao Kalligrafie Transformatieve Kunst te zijn geweest

Ik ben ongehuwd, heb geen kinderen, ben drieëndertig jaar oud en woon in Duitsland. Mijn familie verliet Rusland om in Duitsland te gaan wonen, negentien jaar geleden. Mijn beide ouders zijn overleden. Ik werk als laborante en ben altijd geïnteresseerd geweest in alternatieve en spirituele geneeswijzen. Ik doe graag spirituele oefeningen en ben als Tao Healing Hands Practitioner op mijn eigen reis als healer.

Bijna vier weken geleden testte ik positief op Covid-19 en ik maakte een moeilijke tijd door met ademhalingsmoeilijkheden, hoesten, algehele zwakte en meer. Ik ervaarde druk in mijn longen, waardoor ademen op volle capaciteit erg moeilijk werd. Ik hoestte ook veel en moest 's nachts een inhalator gebruiken om mijn bronchiën te openen. Vanwege mijn diagnose moest ik in quarantaine. Een vriendin en mijn zus steunden me door me boodschappen en meer te brengen. De eerste week van de Covid-19 infectie was erg moeilijk om door te komen.

Een paar dagen geleden ging ik weer aan het werk, maar ik had nog steeds moeite om vrij te ademen en had het gevoel dat ik niet genoeg zuurstof binnenkreeg. Ik hoestte nog steeds, mijn lichaam voelde zwak aan en ik was uitgeput na het werk. Ik voelde nog steeds congestie in mijn longen en had moeite om volledig te ademen na een paar uur een masker te hebben gedragen.

Direct nadat ik weer aan het werk was, bood Master Sha twee grote oefensessies met Tao Kalligrafie Transformatieve Kunst aan met de Tao Bei (Tao Rug) kalligrafie. Mijn rug zelf was geen probleem voor mij. Toch kon ik voelen hoe de zuivere energie en het licht mijn lichaam binnenkwamen en ruimtes binnenin openden. Het voelde alsof er een licht briesje naar mijn longen kwam en ik begon onmiddellijk meer zuurstof op te nemen en dieper te ademen. De druk in mijn longen nam af. Toen ervoer ik een enorme ontlading van oude emoties die verband hielden met het verlies van mijn ouders. (In de traditionele Chinese geneeskunde wordt rouw in verband gebracht met de longen).

De dag nadat ik in het veld van de Tao kalligrafie Tao Bei Transformatieve Kunst was, voelde ik me veel energieker en kon ik weer normaal ademen. Nu na enkele dagen heb ik de medicinale inhalator niet één keer meer hoeven gebruiken. Ik heb meer energie en uithoudingsvermogen. Ik heb geen last van kortademigheid, zelfs niet als ik een masker draag. Als ik buiten ben en de koude winterlucht inadem, heb ik geen benauwd gevoel meer in mijn longen.

Ik geloof dat het heel moeilijk voor mij zou zijn geweest om zo snel en zo volledig te herstellen zonder toegang tot dit hoog-frequentieveld. Ik ben diep dankbaar voor het Veld van Tao Kalligrafie Transformatieve Kunst in deze tijd waarin zoveel mensen heling nodig hebben.

—Anastaja Schmidt

෴ ෴ ෴

Ik dank ieder van jullie die zijn of haar verhaal heeft gedeeld, inclusief de velen onder jullie van wie de verhalen niet in dit boek zijn opgenomen. Het verheugt mij dat jullie veel baat hebben gehad bij het Veld van Tao Kalligrafie Transformatieve Kunst. Ik dank jullie voor je dankbaarheid en waardering.

Ik uit ook mijn grootste dankbaarheid aan Tao Bron, aan het Veld van Tao Kalligrafie Transformatieve Kunst en aan allen die mij de kracht hebben gegeven om jullie dienaar te zijn. Ik ben vereerd om jullie te dienen. Ik ben vereerd de mensheid te dienen met Tao Kalligrafie Transformatieve Kunst.

Ik hou van mijn hart en ziel
Ik hou van de hele mensheid
Breng harten en zielen samen
Liefde, vrede en harmonie
Liefde, vrede en harmonie

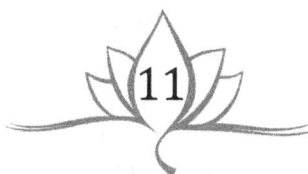

Wetenschappelijk onderzoek naar transformatie met het Tao Kalligrafieveld door Peter Hudoba, M.D.

NA HET EERSTE succes van een onderzoeksproject met kankerpatiënten in 2001, richtte een groep artsen en psychologen de Sha Research Foundation op in San Francisco, Californië, om de effectiviteit van 'soul over matter healing' of eenvoudig gezegd 'soul healing' te documenteren.

In de afgelopen achttien jaar zijn een aantal clinici en onderzoekers betrokken geweest bij verschillende onderzoeksstudies. Vanaf het allereerste begin heeft Sha Research Foundation dezelfde strenge normen gehanteerd die gebruikt worden bij klinisch onderzoek dat door universiteiten wordt uitgevoerd, waarbij gebruik wordt gemaakt van een conventionele opzet van de onderzoeken en gestandaardiseerde, algemeen erkende onderzoeksvragenlijsten om de resultaten te beoordelen.

De onderzoeksteams van Sha Research Foundation hebben negentien klinische studies voltooid, waaraan in totaal ongeveer zeshonderdvijftig proefpersonen hebben deelgenomen. De onderzoeksresultaten toonden consequent verbetering aan in verschillende aspecten van welzijn. In sommige gevallen was de ziekte van de proefpersoon duidelijk verbeterd of zelfs volledig verdwenen. Eenendertig research papers die op deze studies zijn gebaseerd zijn gepresenteerd op medische conferenties over de hele wereld.

Hieronder volgen samenvattingen van enkele van onze recente onderzoeken in verband met Tao Kalligrafie Transformatieve Kunst.

Chronische Pijn

In 2019–2020 werd in een pijnkliniek in de Verenigde Staten een klinisch onderzoek uitgevoerd onder leiding van Dr. Consuelo Fernandez naar chronische pijn. Aan de studie deden aanvankelijk eenenvijftig patiënten mee, van wie er vijfenveertig de studie afmaakten. De patiënten gebruikten meditatie met Tao Kalligrafie Transformatieve Kunst en dagelijks mantra chanten gedurende gemiddeld acht minuten per dag. Sommige proefpersonen chantten wel dertig minuten per dag.

Om veranderingen in de pijnniveaus van de proefpersonen te meten, gebruikte het onderzoeksteam de McGill Pain Questionnaire (SF–MPQ), een goed gecontroleerd onderzoeksinstrument dat al meer dan vier decennia over de hele wereld wordt gebruikt en wordt erkend als een valide, betrouwbare en gevoelige multidimensionale maatstaf om pijn te evalueren.

Deze studie documenteerde een statistisch significante verbetering in de intensiteit van de pijn van de proefpersonen. Het is heel interessant voor mij dat zelfs met de beperkte meditatietijd van de proefpersonen met het Tao Kalligrafieveld, er toch een statistisch significante verbetering van hun pijn was.

De resultaten van de studie zijn gepresenteerd op de jaarlijkse conferentie van de AIHM (Academy of Integrative Health & Medicine) People Planet Purpose in 2020 in San Diego, Californië en op de internationale conferentie van de SIO (Society for Integrative Oncology) in 2021 in Baltimore, Maryland.

Unipolaire depressie

In 2020-2021 leidde Dr. Katharina Balonwu een klinisch onderzoek in een psychologische kliniek in Duitsland. De studie betrof drieëntwintig patiënten die meditatie met het Tao Kalligrafieveld gebruikten gecombineerd met mantra chanten.

Om de veranderingen in unipolaire depressie (majeure depressie) te meten, gebruikte het onderzoeksteam BDI I, BDI II, PHQ–9, HAM-D, en HAM–A vragenlijsten. Dit zijn standaard vragenlijsten die door clinici en onderzoekers worden gebruikt om depressie te beoordelen voor zowel klinische als onderzoeksdoeleinden. Alle vragenlijsten documenteerden een statistisch significante verbetering in depressie, tot wel zevenenzestig procent.

Het onderzoek werd uitgevoerd op het hoogtepunt van de wereldwijde pandemie van het coronavirus. Het is bekend dat de omstandigheden in verband met de pandemie (economische tegenspoed, sociaal isolement, problemen in gezinsrelaties, angst, verlies van dierbaren, enz.) bij veel mensen over de hele wereld bestaande psychische ziekten teweegbrachten of verergerden. Men zou dus verwachten dat de patiënten in de studie er ook veel slechter aan toe zouden zijn. Integendeel, de patiënten die mediteerden in het Tao Kalligrafieveld verbeterden maar liefst met zevenenzestig procent. Voor mij is dit het meest opvallende aspect van deze studie.

De resultaten van de studie werden in 2021 gepresenteerd op de jaarlijkse conferentie van het European Congress for Integrative Medicine in Londen, Verenigd Koninkrijk.

Borstkanker

In 2020–2021 werden bij een klinische studie onder leiding van Dr. Magdalena Bright patiënten met borstkanker in de Verenigde Staten betrokken. Aan de studie namen aanvankelijk negenenvijftig patiënten deel, van wie er achttien de studie voltooiden. De proefpersonen gebruikten meditatie in het Tao Kalligrafieveld en mantra chanten, zowel individueel als gezamenlijk in een groep met andere proefpersonen.

Om de verbetering in het welzijn van de proefpersonen te meten, gebruikte het onderzoeksteam de bekende EORTC Standardized Quality of Life Questionnaire QLQ–C30, die goed geverifieerd is en erkend wordt als een betrouwbaar en valide onderzoeksinstrument dat al vele jaren over de hele wereld wordt gebruikt om de levenskwaliteit van kankerpatiënten te beoordelen.

In de loop van de zes maanden durende studie ervaarden de proefpersonen een statistisch significante verbetering in hun welzijn, wat zeer bemoedigend is. De resultaten werden in 2021 gepresenteerd op de Society for Integrative Oncology 16th International Conference: Advancing the Science and Art of Integrative Oncology in Baltimore, Maryland.

Hierna geven we een samenvatting van de tweede paper die Dr. Magdalena Bright en haar team, Joan Luk, L.Ac. en Michell Rudacille, presenteerden. Deze presentatie was hartverwarmend voor mij, omdat het documenteert hoe het gebruik van het Tao Kalligrafieveld in een klinische omgeving niet alleen een positieve invloed heeft op patiënten, maar ook op zorgverleners. Mijn wens is dat het mag dienen als een grote inspiratiebron voor ons allen.

Achtergrond: De auteurs beschrijven hun persoonlijke ervaring tijdens het doen van onderzoek en het leiden van mindfulness oefensessies met een groep patiënten met borstkanker.

Hoofdconcept: De zorg voor borstkankerpatiënten kent uitdagingen en eisen die vaak leiden tot burnout en frustratie bij zowel zorgverleners als patiënten. Professionele richtlijnen die grenzen en standaardbenaderingen inhouden en klinisch onderzoek met zijn ijver voor standaardonderzoeksmethodes, hebben essentiële aspecten van menselijke interactie verminderd. De zorg voor patiënten met kanker veroorzaakt fysieke, psychologische en emotionele stress bij zorgverleners. Deze factoren kunnen kankerpatiënten achterlaten met gevoelens van eenzaamheid, isolement en angst. Kan mindfulness beoefening met het Tao Kalligrafieveld de menselijke interactie en verbinding verbeteren en de tevredenheid van zorgverleners en patiënten met borstkankerzorg verhogen? Drie vrouwen voerden een studie uit waarin integratieve geneeskunde in de vorm van mindfulness oefeningen werd geïntegreerd bij patiënten die een conventionele behandeling voor borstkanker kregen.

Beschrijving: Het kankeronderzoeksproject werd uitgevoerd als belangrijk onderdeel van een proefschrift. Twee vrijwillige begeleiders en een onderzoeker hielden een half jaar lang vijf keer per week mindfulness groepsessies met achttien borstkankerpatiënten met behulp van het Tao Kalligrafieveld en mantra chanten.

De onderzoeker en begeleiders voelden zich geïnspireerd en vonden een doel in wat ze deden om andere vrouwen in moeilijke situaties te begeleiden en te ondersteunen. De menselijke verbondenheid, steun, liefde en zorg creëerden een hechte vriendschap binnen het team, die werkelijk gekoesterd werd en hartverwarmend was. De vrouwen die deelnamen aan het onderzoek hadden het gevoel dat ze hun gedachten, angsten, worstelingen en successen openlijk met de groep konden delen en vonden dit enorm nuttig op hun reis met borstkanker.

Betekenis: Het opnemen van mindfulness oefeningen met Tao Kalligrafie zorgde voor een positieve omgeving voor menselijke verbinding die in wezen leidde tot een genezingsproces voor zowel onderzoekers als patiënten. Onderzoekers voelden zich verbonden en diep vervuld en de proefpersonen voelden zich geliefd en verzorgd.

ಬ ಬ ಡ

Tenslotte presenteren wij een hartverwarmende getuigenis van een proefpersoon met chronische lage rugpijn in zijn eigen woorden, enigszins bewerkt om de proefpersoon niet te identificeren:

Ik ben een (leeftijd verwijderd) jaar oude man. Ik had een ongeval in 2005 dat resulteerde in een gebroken rug in het lumbale gedeelte (L2), wat leidde tot een laminectomie met L1, L2, en L3 fusie van de lumbale wervelkolom, vastgezet met een paar titanium staafjes in mijn rug. Het ongeval heeft mij getraumatiseerd en ik kreeg medische behandelingen voor de volgende diagnoses: chronische pijn, depressie en angst.

Vóór het ongeval was ik goed op weg met mijn carrière. Mijn loopbaan werd echter vijftien jaar geleden abrupt onderbroken door het ongeval, dat een einde maakte aan mijn roeping en bijna

*het einde van mijn leven betekende. Mijn terugkeer naar de-
zelfde status en hetzelfde carrièrepad was ik kwijtgeraakt aan het
noodlot en werd naar anderen doorgeschoven. Niets was ooit
nog hetzelfde na die traumatische gebeurtenis.*

*Hoewel het traditionele medische model van de behandeling die
ik in de loop van vijftien jaar kreeg geweldig nuttig was, en ik
echt dankbaar ben dat ik weer in elkaar ben gezet, was de weg
naar herstel moeizaam en beladen met blijvende uitdagingen
van pijn en lijden. Ze hielpen me met mijn strijd tegen pijn in
de rug, depressie en angst. Ik had vooruitgang geboekt in mijn
herstel door de vele middelen die ik had gekregen via traditionele
geneeskunde en alternatieven, maar ik bleef last houden van
pijn, depressie en angst. Ik bleef zoeken naar een oplossing voor
mijn pijnlijke aandoeningen en kwam in contact met Dr. en Master Sha en zijn groep healers. Vorig jaar schreef ik me in voor
de onderzoeksstudie.*

*Sinds mijn inschrijving voor het Tao Calligraphy tracing
healing research programma vorig jaar, heb ik de Tao Kalligrafie
healingmethode dagelijks beoefend, samen met wekelijkse voort-
gangscontroles en regelmatige monitoring met* (identificato-
ren verwijderd omdat deze studie nog loopt), *die ook
periodiek mijn voortgang met meetinstrumenten heeft gemoni-
tord. Sinds ik deelneem aan de Tao Kalligrafie onderzoeksstudie,
zijn mijn symptomen enorm verbeterd in de korte periode van
slechts een jaar. Niet alleen is mijn pijn in de rug verminderd,
depressie opgeheven en angst verbeterd, maar ook andere aandoeningen die met zenuwbeschadiging te maken hebben. Vóór
het ongeluk, vijftien jaar geleden, had ik bijvoorbeeld een dagelijkse stoelgang, maar sinds de beschadiging van de ruggen-
graatzenuw is mijn stoelgang zeer onregelmatig, traag en*

*langzaam geworden en eerder wekelijks dan dagelijks. Het on-
verwachte bijkomende voordeel van het Tao Kalligrafie volgpro-
gramma is dat mijn stoelgang is toegenomen tot twee tot drie
keer per week en recentelijk drie tot vijf keer per week. Mijn ener-
gieniveau is gestegen en is veel hoger vergeleken met een jaar
geleden.*

*Zoals ik al zei, mijn pijn in de rug, depressie en angsten zijn
zoveel verbeterd dat ik het nauwelijks kan geloven. Het is echt
een wonder. Mijn fysieke en emotionele herstel was aanzienlijk
en ik heb zoveel om dankbaar voor te zijn: mijn familie, vrienden, collega's, medische en alternatieve benaderingen, zelfhulp
spirituele dynamica, enz. Maar ik had nog steeds pijn en lijden,
en de senior-titel van mijn werkstatus was verlaagd enkele
maanden voordat ik me inschreef voor de onderzoeksstudie. Ik
moest iets doen. Wat mij ertoe bracht om Tao Kalligrafie uit te
kiezen als onderdeel van mijn behandeling, was een lezing gegeven door Dr. en Master Sha en zijn zegeningen die ik mij her-
innerde van vroeger. Ik kreeg weer een gevoel van hoop dat er
een zeer goede kans op echt herstel bestond.*

*Sinds mijn inschrijving en dagelijkse oefening in het Tao Kalli-
grafie programma met wekelijkse vervolgsessies, is het in de loop
van het afgelopen jaar steeds beter met me gegaan. Mijn werk is
verbeterd en ik heb minder ziektedagen op het werk dan ik de
afgelopen vijftien jaar heb gehad. Voordat ik aan het Tao Kalligrafie programma begon, meldde ik me volgens mijn werkgever
te vaak ziek. Dat is nu niet meer aan de orde en ik voel me veel
beter. Ik schaam me niet meer voor mezelf. Ik heb een gevoel van
acceptatie en van hoop als nooit tevoren dankzij het Tao Kalligrafie programma van Dr. en Master Sha. Dank u.*

Het is een vreugde en een voorrecht om onderzoek te doen met behulp van het Veld van Tao Kalligrafie Transformatieve Kunst van Master Sha en Zielenkracht. In de loop der jaren hebben we vele talentvolle en prachtige professionals en ondersteunende teams gehad die zich bij Sha Research Foundation hebben aangesloten om mee te werken aan onze studies. Er zou niets bereikt zijn zonder de honderden onderzoekspersonen die hun hart en toewijding gaven om ons werk te ondersteunen. Wij zijn hen allen enorm dankbaar. Bovenal kunnen we Master Sha niet dankbaar genoeg zijn, die al deze "wonderen" mogelijk heeft gemaakt.

Als u de presentaties grondiger wilt bekijken of meer te weten wilt komen over Sha Research Foundation, ga dan naar www.ShaResearchFoundation.com.

Conclusie

IK HEB EEN droom dat de mensheid steeds meer aandacht zal besteden aan zelfheling. Ik eer alle medische professionals en alle alternatieve en complementaire geneeswijzen, evenals alle manieren om onze gezondheid en ons geluk te verbeteren.

De boodschap die ik altijd met de mensheid deel is:

Ik heb de kracht om mijzelf te helen.
Jij hebt de kracht om jezelf te helen.
Samen hebben we de kracht om de wereld te helen.

Ik heb Chinese energie- en spirituele healing gestudeerd, waaronder tai chi, qi gong, gong fu, *I Ching* en feng shui, evenals Westerse geneeskunde en traditionele Chinese geneeskunde. Ik heb Tao Kalligrafie gecreëerd.

Door mijn levenslange studie heb ik in mijn hart en ziel een eenzinsgeheim ontdekt voor healing en transformatie van al het leven:

Alle uitdagingen in gezondheid, relaties, financiën en de spirituele reis zijn te wijten aan negatieve informatie, energie en materie; Tao Kalligrafie bevat de meest positieve informatie, energie en materie van de Bron, met Bron liefde, licht en frequentie, die negatieve informatie, energie en materie in elk aspect van het leven kan transformeren.

Dit boek en de volgende boeken in de Tao Kalligrafie serie brengen het Bronveld van Tao Kalligrafie Transformatieve Kunst naar de mensheid om elk aspect van het leven te transformeren.

Denk aan de eeuwenoude geheime wijsheid: da Dao zhi jian, *de grootste Tao is uiterst eenvoudig*. Het Veld van Tao Kalligrafie Transformatieve Kunst is de da Dao zhi jian manier om de mensheid te dienen in elk levensaspect.

Het is een van mijn grootste dromen om de hele mensheid te dienen. Ik heb duizenden hartverwarmende en ontroerende healingresultaten gecreëerd. Ik beloof niets. Ik ondersteun alle medische- en genezingssystemen wereldwijd. Ik ben een dienaar voor de mensheid. Ik ben verheugd om de Tao Kalligrafie boekenreeks te creëren om te dienen.

Het Tao Kalligrafieveld brengt Bronkracht naar de mensheid om je te dienen in elk aspect van je leven. Dit is het eerste boek in de Tao Kalligrafie serie.

Oefen. Oefen. Oefen.
Herstel. Herstel. Herstel.
Transformeer. Transformeer. Transformeer.

Ik hou van mijn hart en ziel
Ik hou van de hele mensheid
Breng harten en zielen samen
Liefde, vrede en harmonie
Liefde, vrede en harmonie

Toekomstige boeken in de Tao Kalligrafie serie

TOEKOMSTIGE DELEN ZULLEN zich richten op:

- heling van het immuunsysteem
- heling van depressie en onrust
- heling van pijn in de knie
- heling van angst
- heling van schouderpijn
- heling van woede
- heling van hartproblemen
- heling van verdriet
- heling van de nieren
- heling van bezorgdheid

In elk boek van de Tao Kalligrafie serie, zal ik een nieuwe en andere Tao kalligrafie schrijven. Ik zal de belangrijkste fundamentele wijsheid en kennis herhalen. Ik zal de lezers begeleiden om te oefenen in het Tao Kalligrafieveld dat door één of meer Tao kalligrafiën in elk boek wordt gecreeerd.

9781957807140